마음을 치유하는
7가지 비결

병은 낫는다. 당신이 결심하면,

마음을 치유하는 7가지 비결

초판 1쇄 발행 2022년 6월 22일

지은이 가바사와 시온
옮긴이 송소정
펴낸이 박상진
편집 김제형, 김민준
관리 황지원
디자인 Flowlow

펴낸곳 진성북스
출판등록 2011년 9월 23일
주소 서울시 강남구 영동대로85길 38, 10층
전화 (02)3452-7762 **팩스** (02)3452-7761
홈페이지 www.jinsungbooks.com

마음을 치유하는 7가지 비결

가바사와 시온 지음

송소정 옮김

진성북스
JINSUNGBOOKS

서문

감정을 컨트롤하면 신체도 컨트롤할 수 있다

'몇 년째 병원에 다니고 있는데도 좀처럼 병이 낫지 않습니다'
  나는 매일 이 같은 내용의 메일을 받는다.

나는 정신과 의사다. 유튜브 '정신과 의사 가바사와 시온'(구독
자수 27만명)을 운영하면서 구독자의 질문을 받고 고민 상담도
해준다. 지금까지 1만 건이 넘는 질문 중 가장 많은 질문이 있는
데, 그것은 바로 '좀처럼 병이 낫지 않습니다. 어떻게 하면 병을
고칠 수 있습니까?'이다.
  30년 동안 수 천명의 환자들을 진찰하고 치료하면서 수 개월
만에 완치하는 사람도 있었고, 반면 몇 년 동안 고생해도 낫지

못하는 사람도 있었다. 즉, '병이 낫는 사람'과 '병이 낫지 않는 사람', '병이 낫기 쉬운 사람'과 '병이 낫기 어려운 사람'이 존재한다.

이들의 차이는 무엇일까? '병이 낫기 어려운 사람'의 특징과 원인을 알면 좀 더 병을 빠르고 편하게 고칠 수 있다.

현재는 도쿄에 살고 있지만 삿포로 의과대학 졸업 후 2004년 까지는 홋카이도의 병원에서 정신과의사로 근무를 했었다. 그 후, 여러 지역의 병원에서 다양한 증상으로 괴로워하는 환자들을 살펴왔다.

또, 대학병원과 지방병원을 오가면서 10년 이상 뇌 과학 연구도 해왔다. 이러한 연구 성과 덕분에 2004년부터 3년간 미국 시카고의 일리노이 대학에서 연구도 하였다. 연구를 마치고 '일본인의 자살이나 우울증을 줄이고 싶다'는 목표를 갖고 책과 인터넷에 정보를 제공하며 '정신질환의 예방'을 위한 활동을 하고 있다.

이와 같이 진료, 뇌 과학 연구, 커뮤니티 활동을 통한 경험을 바탕으로 '왜 병이 낫지 않는가?', '어떻게 하면 낫지 않는 병을 고칠 수 있는가?'에 대한 명확한 '답'을 찾아냈다.

정신과 의사로서의 내 경험을 기초로 이 책을 썼다. 그렇다고 해서 정신질환만 이야기하는 것은 아니다. 모든 신체질환에 적용할 수 있다.

그럼 누구에게 이 책이 필요한가?

정신질환이나 신체질환으로 고생하는 사람, 병에 걸린 가족을 돌보는 사람은 '병을 고치는' 힌트를 얻을 수 있다.

의사와 간호사, 의료 종사자는 '닥터쇼핑(자신의 병리적인 증상에 대한 의사의 진단을 신뢰할 수 없어 여러 병원을 찾아다니며 진단을 받는 행위)', '복약 거부', '입원 거부' 등을 하는 환자의 심리를 이해할 수 있다.

　슬픔, 불안, 공포, 분노 등 부정적인 감정에 지배되기 쉬운 사람도 반드시 읽어 주기 바란다. 왜 '부정적인 감정'이 솟아나는가에 대한 이유와 대처법을 명확히 이해할 수 있고, '부정적인 감정'에서 해방되어 스트레스 없이 살 수 있다.

　아직 아프지 않은 사람이라고 하더라도 '병에 걸리기 쉬운 사람'의 특징을 이해할 수 있다. 그 특징을 피함으로써 병을 예방하고 장수할 수 있을 것이다.

　위 내용을 실천하면 '부정적인 감정'을 컨트롤할 수 있다. 즐겁고, 밝고, 건강하게 살기 위해서 '감정 컨트롤술'은 꼭 필요하다.

2020년, 신종 코로나 바이러스가 전 세계로 퍼지면서 모든 사람이 끝이 보이지 않는 불안, 공포, 스트레스를 매일같이 느끼며 생활하고 있다. 인터넷에는 각종 험담이나 중상모략 등 부정적인 말들이 넘쳐난다. 그렇게 함으로써 스트레스를 해소하고 있다는 사람도 적지 않다. 그러나 실제로는, '험담'이 스트레스 해소에 도움 된다는 것은 뇌 과학적으로는 완전히 오류다. 험담은 그저 스트레스를 늘릴 뿐이다.

이처럼 전 세계 많은 사람들이 잘못된 '감정 컨트롤술'을 실시하여 자기 자신의 부정적인 감정을 증폭시켜 스스로 스트레스를 늘리고 있다. 즉 '병의 원인'과 '병이 낫지 않는 원인'을 스스로 만들고 있다.

본서에서는 정신과 의사인 퀴블러 로스(Elisabeth Kübler Ross)의 'grief cycle'(비탄의 사이클)을 기초로 삼았다. 그 내용들에 대해 최신의 뇌 과학 연구의 증거를 제시하고 또 나의 실제 체험을 실례로 포함시켜 '병', '괴로움', '슬픔'을 극복하고 헤쳐 나가는 방법을 제안한다.

이 책에서 소개하는 '감정 컨트롤술'을 실천하면 스트레스를 대폭적으로 줄일 수 있으므로, 처음부터 병에 걸리지 않고 스트레스 없는 상태를 실현시켜 병을 예방할 수 있다.

한 사람이라도 많은 분들이 이 책을 읽고 질병의 치료와 예방, 몸과 마음의 건강 유지에 도움을 받는다면 저자로서 행복할 것이다.

2021년 3월

가바사와 시온

차례

EMOTION CONTROL

1장

당신의 병이
낫지 않는 데에는
'이유'가 있다

병이 낫지 않는 사람일수록
병과 싸우고 있다

열심인 사람일수록 낫지 않는다

매일 1만 통이 넘는 상담 메일과 연락을 받는다. 이 중 대부분은 '몇 년이고 치료를 하는데도 병이 낫지 않습니다' 라는 내용이다. 자신의 병력을 상세하게 써 보내는 사람도 있다.

무슨 일이 있어도 병을 고치고 싶다고 생각해서 어찌 됐든 애를 쓰고 있다.

　병으로 고생하는 사람들에게 받는 방대한 메일이나 메시지에서 전해지는 것은 이 같은 필사적으로 살려고 하는 마음이다. 매일을 괴로워하며 하루 종일 병에 관한 생각을 하느라 마음에 여유가 없을 것이다. 그럴수록 일단 어깨의 힘을 빼는 연습부터 해보자. 병을 고치려고 지나치게 노력하는 사람일수록 낫지 않기 때문이다.

병을 고치려고 노력한다. 그러나 좀처럼 낫지 않는다. 그 괴로운 현실이 큰 스트레스가 되어 자신을 덮쳐 누른다.

　병에 저항하고 싸우면서 스트레스가 몇 배나 많아진다. 그것이 병을 낫지 않게 만드는 가장 큰 원인이다. 좀처럼 낫지 않는 병을 고치는 방법은 간단하다. 병과 싸우지 않는 것. 그저 그것뿐이다. 이것이 내가 정신과 의사로 약 30년을 지내오며 내린 결론이다.

병이 낫지 않는 사람에게는 공통점이 있다

몇 년이고 병이 낫지 않는 사람들은 의사나 병원, 가족, 회사에 대한 불만이 많고 험담을 하는 경향이 있다. 그들이 보내는 상담 메일에 긍정적인 대목은 한 줄도 눈에 띄지 않는다. 전체적

【 병이 낫는 사람 VS 병이 낫지 않는 사람 】

병이 낫지 않는 사람	병이 낫는 사람
병과 싸우고 반항한다	병을 받아들인다
험담을 많이 한다	감사의 말을 많이 한다
부정적인 말이 많다	긍정적인 말이 많다
찡그린 얼굴을 많이 한다	웃는 얼굴을 자주 한다
무엇이든 불안하게 생각한다	작은 일에 고민하지 않는다
화를 내는 경향이 많고, 짜증을 낸다	평안한 상태를 유지 한다
스트레스의 원인을 제거하려고 노력한다	스트레스를 잘 받지 않는다
다른 사람에게 상담하지 않는다	다른 사람에게 상담한다
괴로움을 참는다	괴로움을 표현한다
타인을 비난한다	타인을 용서한다
자기를 비난한다	자기를 인정한다
과거에 집착한다	현재를 살고 있다
병의 증상이 잘 낫지 않는 부분에 주목한다	병의 증상의 좋아진 부분에 주목한다
의사를 신뢰하지 않는다	의사를 신뢰한다
병원을 자주 바꾼다	같은 병원에 계속해서 다니고 있다
자기 혼자서 하려고 한다	지지해주는 가족이나 친구가 있다

 Point

병이 낫는 사람과 낫지 않는 사람은 사고방식이나 행동의 대부분이 대조적이다.

으로 '불안'이 가득하다. 혹은, 병원에 다니고 있는데도 병이 낫지 않아 다른 의견을 바라며 연락을 하는 사람도 있다.

이 같은 1만 통 이상의 메일과 메시지 내용, 실제로 진찰한 '병이 낫지 않는 사람', 그리고 내가 직접 치료하여 '병이 나은 사람'과의 차이를 알기 쉽게 표로 정리하였다.

자신의 현재 상황과 비교해 보아주길 바란다.

당신은 몇 가지가 들어맞고 있는가?

'낫지 않는 사람의 특징'에 대부분 들어 맞아도 비관할 필요는 없다.

병이 나았어도 낫지 않는 사람의 특징을 충족시키고 있는 사람은 적지 않다.

누구라도 '병이 낫지 않는 사람'에서 '병이 낫는 사람'으로 바뀔 수 있기 때문이다.

병이 낫지 않는 사람도 병이 낫는 사람으로 얼마든지 바뀔 수 있다.

그 방법은 병과 싸우지 않는 것, 그리고 부인, 수용, 감사의 3

단계를 밟는 것이다. 달리 말하면 자신의 감정을 컨트롤할 수 있을 때 '병이 낫는다'는 뜻이다. 병이 낫지 않으면 환자는 의사 탓, 병원 탓, 약 탓 등 무엇인가 다른 탓을 하고 싶어 한다. 그러나 의사도 약도 어지간한 일이 없는 한 바꿀 필요는 없다. 마음을 바꾸고, 감정을 컨트롤하는 것만으로도 지금까지 낫지 않았던 병을 고칠 수 있다. 병은 '고친다'고 하기보다도 어느새 '낫고 있는' 것이다.

병은 당신의 '적'이 아니다

목숨 걸고 투병하지 않는다

'싸우지 않으면 병은 낫는다'라는 말이 잘 이해가 안 될 수 있다. 구체적으로 병과 싸우지 않는 5가지 방법을 소개한다. 나는 이 5가지 방법을 실천하는 것이 병이 낫는 방법이며, 동시에 병에 걸리지 않는 생활 방식이라고 생각한다.

1. 병과 싸우지 않는다

'투병'은 좋지 않은 단어다.

열심히 치료도 하고 노력하는데도 병의 증상이 나빠지는 경우가 있다. 그것은 병과 싸우고 있기 때문이다. 병과 싸우면 싸울

수록 스트레스는 늘고, 면역력도, 자연 치유력도 저하되어 증상이 나빠진다. 스트레스 호르몬이라 불리는 아드레날린이나 코르티솔이 분비되어 신체에 다양한 해로움을 야기하기 때문이다.

그렇다면, 어떻게 하는 것이 좋은가? 싸우는 것이 아니라, 병에 걸린 자신을 긍정하고 받아들여야 한다.

병은 당신의 '적'이 아니기 때문이다.

대부분의 환자는 병을 '적'이라고 생각한다. 하지만 병은 정말로 '적'이고 '절대악'인 것일까? '우울증'을 생각해 보자.

업무로 바쁜 A씨는 매일 밤 11시 넘어서까지 야근을 한 뒤 마지막 전철로 귀가하며, 주말도 일 하느라 쉴 틈이 없다. 그 같은 상황이 1년 이상 계속되었다. 수면시간은 매일 4시간 정도로 부족하다. 최근 몸이 노곤하고 쉽게 피곤함을 느끼게 되었는데, 멀지 않아 피곤이 전혀 가시지 않고 기분도 침울해져 회사에도 출근하지 못하게 되었다. 병원을 방문했더니 '우울증' 진단을 내렸다. A씨는 '왜 내가 우울증에 걸린 것일까……'라고 괴로워하며 병을 원망했다.

하지만 반대로 생각해 보자. 만약 우울증에 걸리지 않았다면

A씨는 어떻게 되었을까? 우울증의 원인은 스트레스, 수면부족, 흐트러진 생활습관 등과 크게 관련 있다. 우울증이 어느 수준을 넘으면 사람은 일말의 의욕을 잃고 일터에 가거나 외출하는 것도 불가능해진다. 이대로 계속 일을 했다면 A씨의 몸은 망가져도 이상하지 않았을 것이다. 심근경색이나 뇌졸중으로 과로사했을지도 모른다. 혹은 암과 같은 큰 병이 발견되어 앞으로 남은 생명이 반년이라는 선고를 받았을지도 모른다.

A씨가 '우울증에 걸린 덕분에 과로사를 피할 수 있었다'고 생각할 수는 없을까? 우울증은 '이 이상 무리를 하면 몸이 망가져요. 죽을지도 모릅니다'라는 위기에 작동하는 '긴급 정지 장치'이다. 당신의 생명을 지키기 위해 생겼다고도 말할 수 있다. 우울증 이외의 신체질환도 마찬가지로 '황색 신호'의 의미를 지닌다. 다시 말해, 질병에는 '이 이상 신체를 혹사시키면 큰 일이 일어나게 됩니다. 몸을 조금 쉬게 하세요'라고 하는 경고의 메시지가 담겨있다. 질병은 우리들의 몸을 지키기 위한 보호장치로 적이 아니라 오히려 내 편이었던 것이다.

2. 의사와 싸우지 않는다

의사와 싸우는 환자도 적지 않다. 유감스러운 일이다. '이 의사는 신뢰할 수 없어, 나를 이해해 주지 않아'라며 다른 병원으로 옮기거나, 같은 병원을 계속 다니면서도 불신감을 씻지 못하고 '좀 더 좋은 의사에게 치료받고 싶다'며 다른 의사를 찾는 환자도 많다. 그러나 병원을 바꾸면 검사나 진찰을 처음부터 다시 해야 하므로 치료만 늦어질 뿐이다. 의사는 환자 편이다. 어떤 명의라도 신뢰하지 못한다면 치료 효과는 나타나지 않는다.

병을 고치는 것은 '환자 자신'이며 의사는 등산을 할 때 가이드와 같은 존재다. 정상을 목표로 하는 환자에게 보다 편안하고 안전한 길을 알려줄 뿐, 대신 걸어주지는 않는다. 병의 완치 여부가 의사에게만 달려 있다고 생각하는 사람도 있지만, 의사는 길을 제시하는 것 밖에 할 수 없다.

게다가 최근에는 어떤 과라도 진단기준이나 치료 가이드라인이 정해져 있으므로, 환자나 병원에 따라 진단이나 치료법이 완전히 다른 경우는 드물 것이다.

그렇다면 왜 많은 환자가 의사에게 불신감을 품고 병원을 바꾸고 싶어할까? 바로 인간에게 본래 갖추어져 있는 '부인'이라고 하는 심리반응과 관련이 있다. 부인을 이해하면 의사와 신뢰관계를 쌓는 방법을 알 수 있다.

그 방법에 대해서는 다음 장에서 설명하겠다.

3. 자신과 싸우지 않는다

'빨리 병원에 갔었다면 경증으로 끝났을지도 몰라'.

'무리하게 일한 탓에 병에 걸리고 말았어'.

'내 성격 때문에 이 병에 걸렸어'.

이처럼 환자 대부분은 자신을 비난하면서 싸우고 있다.

자책은 매우 큰 스트레스가 되어 우리들을 짓눌러 온다. 병에 걸린 것 자체가 스트레스인데, 자신과 싸우면서 스트레스를 더 얹어버리고 만다. 이러면 병은 더 악화될 뿐이다.

계속되는 자기 비난에 우울 상태로 빠진다. 이는 병의 치료에도 지장을 준다. 실제로 병에 걸렸을 때 우울증에 걸릴 확률은 2~3배 높아진다. 그러나 병에 걸린 것은 당신의 책임이 아니다. 과로, 수면부족, 불규칙한 식생활 습관 등이 병의 원인과 관련 있을 수도 있다. 이것들은 모두 당신의 행동이다. 당신의 인격이나 인간성에 문제가 있었던 것은 아니다.

즉, 행동을 바로 잡아야 한다. 무리를 하거나 바르지 못한 당신의 생활습관을 바로 잡아 규칙적이고 건강한 생활습관으로 바꾸면 될 뿐이다. 자기 자신을 비난하고 나약해진 정신을 꾸짖는 행동은 아무런 도움도 되지 않는다. 오히려 병을 악화시킬 뿐이다.

당신이 해야 할 일은 자기 비난이 아니라 스스로를 용서하는 것이다. 자신을 용서하고, 자기와 싸우는 것을 그만두도록 한다. 그러면 마음이 굉장히 편안해지고, 병세도 비약적으로 호전된다.

4. 약과 싸우지 않는다

약을 부정적으로 생각하는 환자가 많다.

'정말로 이 약이 효과가 있습니까?'

'부작용이 걱정됩니다'

'약을 먹으면 의존증에 걸리지 않을까요?'

'약 없이 병을 고칠 수는 없습니까?'

약에 대한 환자의 불안은 어떤 의미에서 맞다고 할 수 있다. 약이라고 해서 백 프로 효과가 있는 것은 아니며, 먹는다고 완전히 낫는다는 보장도 없다. 약에는 부작용이 따르며, 약 없이 고칠 수 있다면 그보다 더 좋은 것은 없다. 그러나 병이 악화되어 '약을 먹지 않으면 낫지 않는 상태'에 빠지는 경우가 있는 것도 사실이다.

의사나 약사 사이에서도 약에 대해서는 찬반양론이 있지만 한 가지 분명한 점이 있다. '효과가 있다'고 생각하고 먹는 것이 약효가 들기 쉽다는 사실이다. '먹어도 듣지 않는다'고 생각하고 약을 먹으면 효과는 나오지 않는다. 환자에게 '이 약은 효과가 좋습니다'라고 설명하고 약효 성분이 들어있지 않은 위약(플라시보)을 먹게 하면 희한하게도 병의 증상이 완화되는 개선효과가 나타난다. '플라시보 효과'로 유명한 이 효과는 업신여길 수 없다.

플라시보 효과를 조사한 한 실험에 따르면, 플라시보가 통증을 컨트롤하는 효력은 아스피린이나 코데인 등 일반적으로 사용되고 있는 진통제의 55~60%나 된다고 한다. 코데인은 말기암 환자에게 투여하는 강력한 진통제다. 플라시보가 그 절반 가까운 진통 효과를 발휘한다는 사실에 깜짝 놀랄 법도 하다.

예를 들어, 어떤 항 우울약이 60%의 개선율을 보이는 것에 비해 플라시보군은 40%의 개선율을 보인다. 약효 성분이 들어있지 않은 위약을 '효력이 있다'고 생각하고 먹는 것만으로도 40%의 사람이 '효과가 있다'고 느끼며 실제로 증상이 개선되는 것이다.

반대로 '효과가 없다'고 생각하고 먹으면 플라시보 효과가 나타나지 않는다. 즉 플라시보 효과를 제외한 순수한 약효만을 따지면 항 우울약은 겨우 20%의 사람에게만 효과가 있다는 뜻이 된다.

플라시보 효과가 꼭 자각 증상이라고만 할 수는 없다. '이것은 해열제입니다'라고 알려주고 약을 먹게 하면 열이 내려가고, '혈압 강하제입니다' 라며 건네주면 혈압이 내려간다. '혈당치를 낮추는 약입니다'라고 말하며 플라시보를 건네면 혈당치도 저하된다.

과거에는 플라시보 효과를 '암시 효과', 즉 '굳은 믿음'에 의한 효과라고 생각했다. 하지만 최근 연구에서는 플라시보 효과가 일어나는 경우 옥시토신, 내인성 오피오이드, 내인성 칸나비노이드, 도파민, 바소프레신 등이 분비된다는 사실이 관찰되었다. 내인성 오피오이드, 내인성 칸나비노이드에는 높은 진통 효과가 있기 때문에 통증과 고통을 완화시키는 효과가 실제로 나타난다. '이것을 먹으면 낫는다'고 하는 안심과 기대는, 병을 고치고 완화시키는 호르몬과 물질의 분비를 실제로 촉진시키고 실제로 면역력을 높여서 치유력을 향상시킨다.

플라시보 효과의 반대인 노시보 효과도 있다. 이는 약에 대한 불신감이 강하면 부작용의 출현율이 오르고 또, 의사에 대한 불신감이 강하면 약의 효과가 줄어드는 경우를 나타낸다.

영국의 임페리얼 컬리지 런던 대학의 지질이상증 치료약인 '스타틴'을 사용한 연구에서는, 부작용의 90프로는 약의 성분과는 관계가 없는, 즉 노시보 효과에 따라 일어난다고 발표했다. 또 다른 연구에서는 노시보 효과에 의해 약효가 20프로 줄어든다고 하는 사실도 보고되었다. 그러므로 같은 약을 먹는다면 '반드시 효과가 있다!'고 생각하고 먹어야 한다. 그러기 위해서는 의사와의 신뢰관계와 약에 대한 올바른 정보가 필요하다.

5. 완치의 압박에서 벗어난다

'우울증으로 5년이나 병원을 다녔는데도 낫지 않습니다. 한 번 봐 주실 수 없을까요?'

이 같은 식으로 다른 의사의 진단을 바라며 진찰을 받으러 오는 환자가 있다. 그리고 지금의 치료법과 주치의에 대한 불만을 이야기하기도 한다. 이런 환자의 대부분은 의사의 치료도, 투약도 정확하기 때문에 나는 병이 '이미 낫고 있다'고 진단을 내린다. 정확히 말하면 90프로 이상은 회복된 것이다. 그러나 환자는 완전히 치료되기를 원한다.

'완전히 낫는다는 것은 어떤 것인가요?'

'병에 걸리기 전의 상태로 돌아가는 것입니다'라고 답한다.

'병을 고친다'는 것을 '병에 걸리기 전의 상태로 돌아간다'고 생각하는 경우가 많다. 하지만 최고 수준의 치료를 받았다고 해도 100프로 원래의 상태로 돌아가지 않는 경우가 대부분이다.

예를 들어, 미국 메이저리그에서 활약하는 투수가 무릎을 다쳤다고 하자. 세계 최고의 명의에게 수술을 받았어도 이전과 같은 성적을 또 낼 수 있느냐 한다면 대개는 무리일 것이다.

정신 질환의 경우도 마찬가지다.

내가 생각하는 '낫는다'의 정의는 아래와 같다.

고통이나 통증, 그리고 불안이 지금보다도 경감, 소멸되어 편안해지고, 병의 증상이 좋아지는 상태. 이것을 '낫는다'고 표현한다. 말기암이라고 해도, 지금의 통증이 경감되어 편안해지면 '낫는다', '낫고 있다'고 말할 수 있다.

내가 생각하는 '낫는다'에 대한 정의에 따르면 모든 병은 낫게 할 수 있다.

병으로 인한 고통에 대해 자기평가를 해보자. 고통 없는 상태를 100점 만점이라고 하고, 맨 처음에는 10점이었던 환자가 3개월 만에 30점까지 개선되었다고 해보자. 이 때, 환자는 '3개월이나 치료했는데도 전혀 낫지 않았다!'며 불만스럽게 생각한다. 100점과 비교한 30점이기 때문에 아직도 충분하지 않다고 말이다.

한편, 나는 환자의 자기평가가 10점에서 30점이 되었다면 '대단해요! 상당히 좋아지셨군요'라고 말한다. 맨 처음과 비교하면 제법 '나았다'고 말할 수 있기 때문이다. '겨우 3개월만에 이렇게 나았다'고 기뻐한다면 병에 대한 불안은 줄어들고 스스로 자신감을 가질 수 있다. 생활습관 개선을 위한 동기부여도 높아지고 그에 따라 치유력이 향상되어 병은 더더욱 치유될 것이다. 30점에서 40점이 되고 50점으로 점점 개선된다.

그러나 '병이 좀처럼 낫지 않는다'고 생각하면 불안이나 공포가 강해지고 그것이 스트레스가 되어 치유력을 저하시킨다. 결과적으로 언제까지고 병이 좋아지지 않는 악순환에 빠진다.

'완전히 병을 고친다'는 것, 즉 100점 만점인 상태를 목표로 삼아버리면 90점까지 치유가 되었어도 멀쩡했던 과거와 비교해서는 '전혀 낫지 않았다', '언제가 되면 낫는 거야!'라며 불만을 품게 된다. 그 불만이 불안이 되고 스트레스가 된다. 이래서는 언제까지고 병이 낫지 않는다. '완전히 병을 고친다'가 아니라 '지금 보다 좋아진다'를 목표로 하자. 그렇게 함으로써 병은 점점 치유될 것이다.

투병은 병을 악화시키는
가장 큰 이유

'싸운다'는 가장 큰 스트레스

투병은 병을 악화시킬 뿐이다. 이는 도대체 어떤 뜻인가. 많은 과학 연구에서 제시하는 데이터를 소개하면서 그 이유를 명확히 해보도록 하겠다.

싸우는 사람의 몸에서는 단기적으로는 부신수질에서 '아드레날린', 장기적으로는 부신피질에서 '코르티솔' 등의 스트레스 호르몬이 분비된다. 아드레날린은 단시간에 스트레스에 대응하는 호르몬, 스트레스로부터 방위하는 호르몬으로서 효과적으로 작용한다. 아드레날린은 심박이나 혈압, 호흡수의 증대, 골격근으로 보내는 혈류 증가, 발한 등의 반응으로 신체능력을 상승시켜 싸우는 상태를 지원한다. 그러나 그것이 장시간 지속되거나 하루에 몇 번이고 반복되면 신체 기능을 혹사시키는 일이 된다. 심박과 혈압이 올라가기 위해 혈관이 수축하고 혈류가 악화되어 전신의 세포에 영양이 고루 미치지 않게 된다.

또 아드레날린은 혈소판의 작용을 활발하게 하기 때문에, 혈액이 굳어지기 쉽다. 이른바 혈액이 걸쭉한 상태가 되는 것이다. 즉, 아드레날린이 매일 몇 번이고 분비되면, 혈관의 노화가 가속되어 심근경색이나 뇌졸중 등의 심혈관계 질환에 걸릴 리스크가 높아진다.

아드레날린은 불안, 공포, 투쟁, 분노, 흥분과 같은 감정을 품고 있을 때에 분비된다. 여하튼 투병은 좋지 않다. 병과 계속 싸우면 아드레날린이 계속 분비되어 심장혈관계를 중심으로 다양한 폐해를 일으킨다. 싸우면 싸울수록 병이 악화되는 것이다.

24시간 싸우면 병은 낫지 않는다

예전에 '24시간, 싸울 수 있습니까?'라는 TV 광고방송이 있었는

마음을 치유하는 7가지 비결

데, 그렇게 싸운다면 확실하게 병에 걸릴 것이다. 우리들의 신체는 낮에는 교감신경 우위, 밤에는 부교감신경 우위로 바뀐다. 교감신경은 '낮의 신경'이라고도 부르며 심박수, 호흡수, 체온을 올려 우리들의 건강하고 활발한 활동을 유지시켜 준다. 그러나 교감신경 우위인 상태가 줄곧 계속되면, 신체는 회복할 시간이 없기 때문에 맥없이 무너지고 만다. 따라서 신체를 회복시키고 세포를 복원시켜서 면역력을 높일 필요가 있다. 이를 담당하는 것이 부교감신경이다.

흥분과 활동 담당이 교감신경이며, 릴랙스와 회복 담당이 부교감신경이다. 야간에 고속도로를 달리다 보면 한 차선을 폐쇄하고 도로 공사를 하고 있는 경우를 자주 본다. 주간에는 많은 차량이 도로 위를 달리고 있기 때문에 야간에 파손된 노면을 보수하는 것이다. 이와 같은 일이 우리들의 신체 속에서 매일 일어나고 있다. 이 '밤의 수리 기술자'가 부교감신경이다. 야간에는 교감신경을 진정시키고 부교감신경이 활약하게 돕는 것이 건강 비결이다. 이를 지키지 못하면 병도 고칠 수 없다.

【 '싸우면' 병이 악화되는 과학적 근거 】

	아드레날린	코르티솔	(야간의)교감신경 우위
어떨 때 나오는가?	- '싸우면' 순간적으로 분비 - 불안, 공포, 투쟁, 분노, 흥분과 관련되어 분비	- 매일 계속 싸우면 분비 - 불안, 공포 외에 '슬픔'과 관련되어 분비	야간에 릴랙스하지 못하면 일어난다 (예 : 잠자기 전의 불안과 걱정)
발생되는 신체의 변화	- 혈압, 심박수 상승 - 호흡, 발한의 상승 - 혈액이 걸쭉해짐 - 동맥경화, 심혈관계의 노화가 진행된다	- 강한 항염증 작용 - 면역력 저하 - 혈압 및 혈당치 상승 - 뇌의 해마 위축 (기억력 저하)	- 수면장애(불면)를 일으킨다 - 신체의 회복, 세포와 장기를 복원시키지 못해 면역력이 현저히 저하된다
증가하는 병 리스크	- 뇌졸중, 심근경색이 될 확률이 통상의 4배까지 상승 - 부정맥, 협심증의 리스크를 높인다	- 당뇨병, 비만, 고혈압, 암, 감염증, 골다공증 등의 리스크를 높인다. 우울증, 그 외의 정신 질환과도 깊게 관계	[불면에 의한 질병 리스크] 통상시에 비교하여 병에 걸릴 확률이 암 6배, 뇌졸중 4배, 심근경색 3배, 고혈압 2배, 당뇨병 3배로 상승

질병 리스크에 나오는 몇 배 라고 하는 수치는
대표적인 논문에서 인용한 것이다. 몇 가지 연구에 따라 수치에는 차이가 있다.

 Point

싸우면 싸울수록, 병의 증상은 '악화'된다

마음을 치유하는 7가지 비결

안 좋은 일 때문에 화가 나 밤에 잠들지 못한 경험은 누구나 있을 것이다. 불안, 공포, 분노의 감정으로 인해 아드레날린이 분비되면 교감신경이 우위인 상태가 된다.

　잠들기 직전에 병에 관한 일을 생각해서 불안이나 걱정이 머리를 스치면 신체는 '전투 상태'인 교감신경 우위가 된다. 그렇게 되면 부교감신경이 활약하지 못한다. 아드레날린은 전투 상태의 호르몬이기 때문에 뇌를 각성시킨다. 뇌가 번뜩이고 있다고 말해도 좋을 상태로 푹 잘 수 있을 리가 없다. 그러므로 자기 전에 불안한 일을 생각하면 불면의 원인이 된다.

　불면증은 암 발생을 6배, 뇌졸중 발생 4배, 심근경색 발생 3배, 고혈압 리스크 2배, 당뇨병 리스크 3배로 상승시킨다. 이처럼 야간에 떠올린 불안한 생각은 온갖 병의 원인이 된다. 따라서 깊은 수면을 통해 신체의 피로를 제거하여 세포와 장기의 복원, 면역 기능 상승이라는 회복 효과를 얻는 것이 무엇보다 필요하다. 그를 위해서는 자기 전에 불안한 일을 생각하지 않는 것이 매우 중요하다.

우리들의 신체는 단기간이라면 큰 스트레스에도 견딜 수가 있지만, 작은 스트레스라도 그것이 길게 이어지면 감당하지 못하는 구조이다. 계속적인 스트레스는 몸과 신체를 좀먹는 것이다. 매일 과하게 애쓰는 사람은 작은 스트레스를 계속해서 안고 있게 된다. 이처럼 매일매일 스트레스가 계속되면 부신피질에서 코르티솔이라 불리는 호르몬이 분비된다. 코르티솔은 스트레스에 민감하게 반응하여 분비량이 증가하기 때문에 '스트레스 호르몬'이라고도 불린다.

건강한 사람이라도 코르티솔은 분비된다. 코르티솔은 잠에서 깬 직후 30분부터 45분 사이에 정점에 달하고 그 후 시간과 함께 저하되며 한밤중에 가장 낮아진다. 코르티솔은 '혈당치를 올린다', '에너지를 만들어낸다', '혈압을 높인다', '정신적, 육체적인 스트레스에 대항한다', '염증, 알레르기를 억제한다' 등 우리들의 신체를 활발하게 움직여 생명 유지에 필요한 활동을 담당한다. 낮에 활발하게 활동하기 위한 흥분제와 같은 호르몬인 것이다.

이해하기 쉽게 말하면 코르티솔은 모닝 커피와 같다. 그러나 만성 스트레스가 이어지면 코르티솔이 과잉으로 분비된다. 주간의 분비량이 늘어날 뿐만이 아니라, 야간에도 혈중농도가 저하되지 않고 높은 수치가 이어진다.

흥분제가 한밤중에도 분비되는 것이므로 큰 문제라 할 수 있다. 야간에 혈당이나 혈압이 높아지면 신체가 편안해지지 않는다. 코르티솔에는 면역 억제 작용도 있기 때문에 면역력도 저하된다. 이는 한밤중에 커피를 마시는 것과 같다.

야간에 높아진 코르티솔 수치는 고혈압, 당뇨병, 감염증 등의 원인이 되어 현재 병을 안고 있는 사람의 치유를 방해한다. 게다가 높은 코르티솔 수치가 계속되면, 뇌의 해마가 위축되어 기억력 저하도 발생한다. 우울증이나 각종 정신 질환을 앓는 환자에게서는 코르티솔의 수치가 높게 관찰된다. 이는 정신 질환의 원인이 될 수도 있다.

매일 끝까지 노력함으로써 스트레스가 장기화되면, 결국에는 면역력, 자연 치유력이 저하되어 병이 낫지 않게 되고, 증세가 악화되고 마는 것이다.

그렇다면 노력하지 않고 싸우지 않기 위해서는 어떻게 해야 좋을까? 불안, 공포, 분노 등의 스트레스 호르몬으로 연결되는

감정을 어떻게 컨트롤해 갈 것인가. 다음 장에서 자세하게 설명
하겠다.

◆ 병을 낫게 하려고 너무 노력하지 않는다. 병과 싸우지 않는다.

◆ 병은 '적'이 아니라 '내 편'이다.

◆ 의사를 신뢰하자.

◆ 약의 효력을 믿고 먹는다.

◆ 처음부터 완전히 병을 고치기 쉽지 않다. 현재 상태보다 좋아지면 성공이다.

◆ 하루 종일 병에 대해 생각하는 일을 그만둔다.

◆ 자기 전에 '병에 관한 일', '불안한 일'은 생각하지 않는다.

EMOTION CONTROL

2 장

'불안'을
제거하면
병은 낫는다

병을 받아들이지 않기 때문에 '불안'해진다

처음에는 누구나 '나는 병에 걸리지 않았어!'라고 생각한다

영화 〈달라스 바이어스 클럽(Dallas Buyers Club)〉의 첫 장면.

전기기술자인 론 우드루프는 섹스, 마약, 도박에 빠져 향락적이고 타락적인 생활을 보내고 있었다. 그러던 어느 날, 론은 갑자기 의식을 잃고 구급차에 실려간다. 병원에서 의식을 되찾은 론에게 의사는 말했다.

"HIV검사에서 양성이라는 결과가 나왔습니다. HIV는 에이즈를 일으키는 바이러스입니다."

갑작스러운 에이즈 통보에 멍한 표정으로 "농담이죠?"라고 되묻는 론. 놀라움과 당혹감을 감추지 못하던 사이에 분노가 치밀어 올랐다. 에이즈는 동성애자가 걸리는 병이라고 생각했던 론은 "시끄러워요. 사람을 바보 취급하고 있군! 내가 호모라고? 호모인 록 허드슨(주: 미국의 영화배우. 1985년 에이즈로 사망했다)이라고 말하는 거요? 내가 호모 자식이라니! 장난하지 말라고! 나는 호모가 아니야!"라고 언성을 높이며 의사를 거칠게 다그쳤다.

의사는 검사 결과지를 보여주며 설명했지만 론은 "틀렸어! 병원에서 실수한 게 분명해. 누군가의 혈액과 착각한 것이 틀림없어!"라며 검사 결과 자체를 부정했다. 그러나 의사는 말했다. "당신의 남은 수명은 한 달 남짓입니다." 이에 론은 할 말을 잃고 잠시 침묵한 뒤,

"한 달? 장난치지 마시오. 터무니없군. 뭐가 한 달이야! 나를 죽일 수 있는 것 따윈 없어!" 라고 내뱉고는 검사 결과지를 내던지며 진료실을 나섰다.

가벼운 질환이나 바로 낫는 병과 달리, 생명이 위태로운 병, 오랜 치료가 필요한 병, 완치가 어려운 난치성 질환, 에이즈처럼

사회적 편견이 강한 병에 걸렸다는 사실을 알게 된 환자들은 격렬한 거부반응을 보인다. 진단결과를 받아들이지 못한 채 '검사가 잘못되었다', '진단 실수다'라고 현실을 부정하고 언성을 높이거나 소리를 지르며 분노를 표현하는 일도 흔하다.

〈달라스 바이어스 클럽〉에서 에이즈를 통보받은 론의 행동은 중병을 선고받은 직후의 환자가 보이는 매우 전형적인 반응이라고 할 수 있다.

이처럼 환자가 사실을 바로 받아들이지 못하고 부정하는 심리를 '부인'이라고 한다.

부인이란 무엇인가?

'부인'이란, 부정적이고 바람직하지 않은 현실, 불안이나 공포를 느낄 만한 사실과 직면했을 때 그것을 부정하는 심리다.

예를 들면, 의사로부터 '암'을 통보받은 환자의 대부분은 '내가 암 일리가 없다'고 말한다. 교통사고를 당한 사람은 '이것은 현실이 아니야, 틀림없이 꿈이거나 환각일 거야'라고 생각한다. 남자

친구로부터 헤어지자는 말을 들은 여성은, '농담이겠지?'라고 생각한다. 아침에 일어났더니 자식과 같던 반려동물이 죽어있다면 기르던 주인은 '움직이진 않지만 자고 있는 거겠지?'라고 말한다.

병뿐만이 아니다. 지인의 죽음, 사고, 재해, 반려동물의 죽음, 실연, 업무상의 큰 실패, 고액의 금전적 손실 등 심각하고 받아들이기 어려운 현실에 직면했을 때 사람들은 부인을 한다.

부인은 매우 기본적인 마음의 방위 시스템이며 모든 사람에게 공통으로 나타나는 작용이다.

부인은 일시적인 반응으로, 대부분의 경우에는 시간이 지남으로써 현실을 받아들일 수 있게 된다. 다만 그 기간에는 개인차가 있어 며칠 내로 현실을 받아들이는 사람도 있고, 수 주, 수개월 혹은 1년 이상 걸리는 이들도 있다.

병에 걸린 환자의 부인이 강하면 치료를 시작할 수 없다. '나는 병에 걸리지 않았어'라고 생각하고 있기 때문에 병원에도 오지 않고 약도 도통 먹지 않기 때문이다.

따라서 병이 낫기 위한 첫 번째 과제는 '부인을 극복하는 일'이다.

【 '부인'으로 보이는 반응 】

병원에서 중병(重病)이라는 통보를 받았을 때……

＊ 자신이 병에 걸렸다는 사실을 믿지 않는다

＊ '그런 말도 안되는 일이 있다니'라고 생각한다

＊ 내가 아닌 다른 사람의 검사 결과와 뒤바뀐 것은 아닐까?

＊ 무언가 잘못된 게 분명하다. 진단 실수는 아닐까?

＊ 다른 병원에서 한 번 더 진단을 받고 싶다

＊ 이 의사를 믿을 수 없다. 이 병원에 다니고 싶지 않다

＊ 이대로 통원(입원) 치료를 받는 것이 걱정이다

내가 병에 걸렸다니 그런 바보 같은 일이 있을 리 없어!

이 의사가 실수한 건 아닐까……

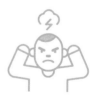

 Point

'부인'은 누구에게라도 일어날 수 있다

마음을 치유하는 7가지 비결

【 통보 후에 보이는 3가지 거부반응 】

거부반응	구체적인 '부인' 반응
병명 거부	병명을 통보 받아도 인정하지 않는다 • '나는 암이 아니다' • '이렇게 건강한데 병일 리가 없다' • '나는 괜찮다', '아무렇지도 않다'(근거 없는 믿음) • '설마 내가', '나만은……' • '말도 안 된다' '뭔가 잘못되었다' • '혈액이 잘못 바뀐 게 틀림없어'
통원 거부	계속해서 통원 치료를 하도록 권유해도 따르지 않는다 • '오진이다. 이런 병원에는 다닐 수 없다' • '병이 아니기 때문에 통원을 할 필요가 없다' • '좀 더 큰 병원에서 자세하게 검사를 받겠다'(세컨드 오피니언을 구한다) • '이 병원에서 치료받고 싶지 않다'
복약 거부	약을 먹도록 권유해도 거부한다 • '약은 필요없다' • '약은 없어도 괜찮다' • '부작용이 걱정되기 때문에 약은 먹고 싶지 않다' • '약은 몸에 해롭다고 들었다' • '약 없이 병이 낫는 방법은 없는가?' • '약은 됐으니 카운슬링으로 고치고 싶다' 약을 받아 가지만 먹지는 않는다. 또는 스스로 조절하여 줄여서 먹는다

 Point

불안이 강해지면 '거부'하고 싶어진다

브레이크를 떼면 병은 낫는다

인간을 비롯한 동물은 신체의 작은 이상이나 가벼운 병 정도는 스스로 고칠 수 있다.

이처럼 병을 스스로 고치는 힘을 '자연치유력'이라고 하는데, 자연치유력은 흐트러진 생활습관(수면부족, 운동부족, 밤낮이 바뀐 생활, 식사 불균형 등), 피로누적, 스트레스 등 심리적인 요인에 따라 저하된다.

발병 원인이 자연치유력의 저하에 의한 경우도 흔한데, 가벼운 증상이라면 휴식이나 생활습관 개선만으로도 나을 수 있다. 하지만 이를 계속 방치하면 쉽게 나을 병도 중증이 되어 자연치유력만으로는 회복할 수 없게 된다. 즉 약이나 수술 등 의료의 힘을 빌리지 않으면 치유할 수 없는 수준에 이르고 만다. 게다가 자연치유력이 떨어진 상태에서는 약을 먹거나 수술을 받더라도 병이 좀처럼 낫지 않는다.

따라서 병을 고치기 위해서는 반드시 자연치유력을 높일 필요가 있다. 병으로 인한 불안이나 공포 등의 심리적 스트레스를 없애는 것, 그것이 이 책을 통해 전하고자 하는 '병을 고치기 위

마음을 치유하는 7가지 비결

한 기본적인 자세'다.

병에 걸린 환자가 안고 있는 심리적 스트레스의 대부분은 부인에 의해 일어난다. 바로 이 부인에 따른 심리적 스트레스가 자연치유력을 떨어뜨리는 주요 원인으로, 자연치유력에 '브레이크'를 거는 것이다.

병을 계속 부인하는 한, 병은 낫지 않는다.

병에 걸린 본인이 '나는 병에 걸리지 않았어'라고 인식하면, 생활습관을 바꾸는 일도 없고 고치고자 하는 행위도 적극적으로 하지 않게 된다. 병이 낫지 않는 것은 당연한 일이다.

거꾸로 말하면 자연치유력과 치료에 동시에 제동을 거는 브레이크인 부인만 해제할 수 있다면, 단번에 병세가 나아질 수 있다.

우선은 '조금 기다려 본다'

불안에 직면했다면 싸우거나 도망칠 수밖에 없다

병을 받아들이면 병은 낫는다. 하지만 대부분의 사람은 병을 받아들이지 못하고 필사적으로 부인해 버린다.

그 이유는 한마디로 '불안' 때문이다.

'당신은 우울증입니다', '당신은 암입니다'처럼 갑자기 통보를 받게 되면, 환자는 큰 충격과 함께 '병이 낫지 않는 게 아닐까?', '병 때문에 일을 하지 못하게 되지는 않을까?', '혹시 죽는 것은 아닐까?' 등 지금까지 체험한 적 없는 강렬한 불안과 공포에 휩싸이게 된다.

인간은 강한 불안이나 공포에 직면했을 때, 대뇌변연계에 있는

'편도체'라 불리는 부분이 흥분하여 노르아드레날린(noradrenalin)이라는 뇌내 물질을 분비한다. 이는 '투쟁-도주(fight-flight) 호르몬'이라는 별명으로도 불린다.

공포를 동반하는 상황에 직면했을 때 노르아드레날린은 순간적으로 '싸울 것인가, 도망칠 것인가!'라는 선택지 중에서 보다 올바른 것을 고를 수 있도록 뇌의 집중력을 단번에 높여준다. 게다가 뇌 기능을 상승시키는 것은 물론 신경을 예민하게 만들어서 판단을 돕는다. 싸워야 할 때는 싸운다. 도망쳐야 할 때는 쏜살같이 도망친다. 이와 같은 판단에 따라 생명의 위험을 회피할 수 있도록 한다.

중병이라는 사실을 통보받거나 생명의 위험이 동반되는 긴급 사태에 직면했을 때, 환자에게는 '싸운다' 혹은 '도망친다'는 선택지 밖에 없다. 따라서 환자가 의사나 병원으로부터 도망쳐 다른 병원으로 가고 싶어하는 것도, 분노가 치밀어 거친 말투로 의사에게 항의나 험담을 하며 싸우는 것도 호르몬 때문이다.

노르아드레날린과 앞선 1장에서 소개한 스트레스 호르몬 아드레날린. 이 두 호르몬은 이름도 비슷하지만, 쓰임 또한 매우 유사하다. 두 호르몬 모두 '투쟁-도주 호르몬'이라 불리며 위험에 직면했을 때에 분비된다. 단, 노르아드레날린은 주로 뇌와 신경계에, 아드레날린은 뇌 이외의 심장, 근육 등의 각 장기에 작용한다.

맹수와 만났을 때 뇌에 작용하여 집중력을 높인 뒤 '싸울 것인가 도망칠 것인가 빨리 판단해라!'라고 부추기는 것이 노르아드레날린이라면, 근육과 심장에 작용하여 근력을 상승시키고, 심장에서 혈액을 근육으로 보내게 해 '전력으로 싸울 준비' 혹은 '전력을 다해 도망칠 준비'를 돕는 것이 아드레날린이라고 이해하면 편하다.

아드레날린과 노르아드레날린 모두 불안이나 공포 같은 감정에 맞추어 분비되지만, 분노나 흥분같이 격렬한 감정의 경우 아드레날린이 더 분비되는 것으로 알려져 있다.

감정이 폭주하는 이유는?

사람은 불안이나 공포에 사로잡히면 도망치고 싶어 한다. 이는 생물적인 본능이다.

그 사실에 대해, '아니, 그렇지 않다. 우리들에게는 이성이 있다. 따라서 과거의 지식이나 경험에 따라 판단하고 정확히 생각해서 바른 행동을 이끌어 낸다. 그 같은 이론적, 이성적 판단을할 수 있는 것이 인간이며, 그 점이 동물과 가장 큰 차이점이다'라고 생각하는 이들도 있을 것이다.

대뇌피질의 전두전야(前頭前野)에 의해 컨트롤되어 이성적 판단을 실시하는 '인지 시스템'을 이해하기 쉽게 '사고제어'라고 부르겠다.

한편, 앞서 설명했던 공포나 불안이 동반되는 긴급사태에 직면했을 때 반사적으로 발동하는 '감정 시스템'을 '정동(주: 情動. 객관적으로 드러난 감정. affect)반사'라고 부른다. '정동반사'는 인간의 뇌 안에서도 가장 오래된 부분이라 알려진 대뇌변연계에 있는 편도체에서 컨트롤되고 있으며, 조건반사처럼 의식이나 지성의 영향 없이 실행되는 원시적인 시스템이다. 이러한 편도체는 어류나 파충류에게서도 찾아볼 수 있다.

일상적인 활동에서 우리들의 뇌는 이성적·논리적 사고를 담당하는 사고제어가 주도권을 쥐고 있다. 하지만 생명에 관계되는 긴급사태에 직면했을 때 '이 국면에서는 어떻게 행동하면 좋을까?'라고 느긋하게 생각하고 있을 틈 따위는 없다.

긴급사태에서는 사고나 이성이 작용하기에 앞서 정동반사가 몸과 마음을 순식간에 지배한다.

이후 안전한 곳까지 도망쳐 투쟁 모드에서 벗어나면, 전두전야가 즉시 사고제어의 제어권을 되찾아 옴에 따라 편도체가 진정되어 불안이 제거된다.

이성과 논리적 사고를 관장하는 전두전야는 미친 듯이 날뛰는 말의 고삐와 같다. 불안이 강하면 그 고삐가 벗겨져 감정, 정동의 중추 편도체가 날뛰는 말처럼 폭주하게 된다.

대부분의 환자는 '이 의사는 신뢰할 수 없기 때문에 다른 병원에서 진찰을 받도록 하자', '이 의사의 진단은 틀렸다'는 판단을 오롯이 '자신의 생각'이라고 믿겠지만, 사실은 편도체라는 낡은 뇌에 지배되어 감정이 폭주하고 있는 상태에서 내린 결론이고 할 수 있다.

감정의 폭주에 따라 멋대로 행동하면 '어째서 그 때 좀 더 냉정하게 행동하지 않았던 걸까'라며 나중에 후회하기 마련이다.

이 같은 감정의 폭주는 진료뿐만 아니라 불안과 공포에 사로잡혔을 때 누구에게나 일어날 수있는 자연스러운 반응이다. 이를 이해함에 따라, '피하고 싶다', '도망치고 싶다'고 느꼈을 때 '좀 더 기다리자'고 생각할 수 있을 것이다.

【 사고제어와 정동반사 】

전두전야	편도체
대뇌신피질 (새로운 뇌)	대뇌편엽계 (낡은 뇌)
사고제어 (이성의 컨트롤)	정동반사
의식의 중추	감정.정동의 중추
사고, 이성을 관장한다	불안, 공포를 만들어낸다
차분하게 생각하고 음미한다	순식간에 위험을 알아차린다

 Point

전두전야가 편도체를 컨트롤한다

신뢰관계를 만드는 것에서부터 치료가 시작된다

안심에 필요한 3가지 사항

'불안을 없애는 것'은 부인을 극복하여 '안심'에 이르기 위한 지름길이다. 이를 위해 필요한 것은 신뢰, 시간, 정보 3가지다.

　각 사항에 대하여 이야기해 보자.

우선, 불안을 없애기 위해서 필요한 것은 '신뢰'이다.

　나는 '신뢰할 수 있는 의사와 만날 수 없다'고 하는 이야기를 자주 듣는데, 이는 내 입장에서 보면 당연한 일이다. 결코 의사가 나쁜 것도, 그렇다고 환자가 나쁜 것도 아니다.

　첫 대면에서 사람됨을 알 수 없는 의사로부터 '당신은 우울증입니다', '당신은 암입니다', '당신은 난치성 질환입니다'라는 이야기를 느닷없이 듣는다면 누구라도 곧바로 받아들이지는 못할 것이다. 의사로부터 들은 이야기가 두렵고 불안해 그 즉시 자리를 떠나거나 다른 병원에 가고 싶어질 것이다. 이는 일반적인 심리 반응이다.

그러나 다른 병원에 가더라도 만나는 것은 초면이라 아직 신뢰관계가 이루어지지 않은 의사이기 때문에 같은 일이 반복될 따름이다. 당연히 치료를 시작하지 못하므로 병세는 나빠지기만 한다. 처음에는 가벼웠던 병세도 시간과 함께 악화되어 낫기 어려워진다.

중요한 것은 다른 병원에 가는 것이 아니라 신뢰관계를 구축하는 일이다.

만약 10년 이상 계속 진료를 다니는 병원의 주치의로부터 '암일지도 모릅니다'라는 말을 듣게 된다면 어떨까?

'나는 절대로 암이 아니야!'라고 생각할까? 아니면 '이 선생님이 말하는 것이 맞을지도 몰라' 라고 생각할까?

아마 후자일 것이다.

충분한 신뢰관계가 있으면 부인은 일어나지 않는다. 신뢰관계를 단단히 구축한다면 부인에서 벗어날 수 있다는 뜻이다.

❀ 의사와 환자는 치료동맹

"의사와 환자 사이에서 신뢰관계를 구축합시다!"

이렇게 말하면 '그것은 의사가 해야 할 일이잖아요'라고 말하는 사람이 있다.

유감스럽지만 그렇게 생각하고 있는 한, 병은 낫지 않는다.

의사와 환자 간의 신뢰관계는 저마다가 공동으로 구축해 가야만 하는 것이다. 따라서 의사가 아무리 노력해도 환자의 마음이 닫혀 있다면 신뢰관계를 쌓을 수 없다.

의사의 노력이 중요하다는 것은 더 말할 필요도 없지만, 환자도 치료에 협조하여 같이 병을 고쳐 간다는 자세가 반드시 필요하다.

의사가 약을 처방해도 환자가 '먹고 싶지 않다'고 생각하면 효과는 나타나지 않는다. 회사로부터 한 소리 듣고 마지못해 병원에 다니고 있거나 '병은 의사가 고치는 것'이라며 마치 남의 일처럼 생각해서는 병이 나을 리가 없는 것이다.

병을 치료하는 것은 의사와 환자의 공동작업이다. '병을 치료한다'는 공통의 목표를 향해 협력하며 걸어가는 것. 이 '치료동맹'을 구축하기 위해 필요한 의사와 환자 사이의 접착제가 바로 '신뢰관계'다.

그러면, 어떻게 하면 신뢰관계가 깊어질 수 있을까.

다음 항목에서 이야기하도록 하겠다.

시간이 약이다

신뢰를 위해 필요한 시간

병을 고치는 것은 의사와 환자의 공동작업으로, 치료동맹이 구축되지 않으면 병은 낫지 않는다.

그러나 의사와 환자라고 해서 바로 치료동맹이 구축되지는 않는다. 필요한 것은 시간이다. 달리 말하자면 몇 번이고 만나야 한다는 뜻이다.

처음 대면하는 사람에게 '내 목숨을 맡기자'고 생각할 수 있을까? 물론 의사뿐만 아니라 생명을 맡길 수 있을 정도로 신뢰할 수 있는 사람을 한 평생 몇 명이나 만날 수 있지는 않다.

처음 만난 이성에게 '이 사람은 운명의 사람이야! 지금 당장 프로포즈를 하자'고 생각하는 일이 흔하지 않듯이, 처음 병원에 가서 '이 선생님은 훌륭하다! 이 선생님이 말하는 것은 모두 실천하자. 이 선생님을 따르자!'고 생각하는 일도 그다지 흔치는 않다. 만나는 횟수가 늘어날수록 신뢰관계는 깊어지게 된다.

어느 정도의 신뢰관계를 구축하기 위해서는 최소한 3번은 만나 봐야 한다.

비즈니스나 연애도 마찬가지지만, 인간관계는 못해도 3번은 만나지 않으면 사이가 깊어지지 않는다. 3번의 진찰을 통해 차츰 의사에게 '속마음'을 말할 수 있게 되고 5회, 10회 계속해서 병원을 다님으로써 신뢰관계가 깊어져 본격적인 치료로 이어질 수 있게 된다. 3번을 다니면, 의사와의 사이에 어느 정도의 신뢰관계를 구축했다는 사실을 스스로도 느끼게 될 것이다.

신뢰를 깊게 하기 위해 3회 이상 통원한다

거우 한 번의 진찰에서 '의사와 잘 맞지 않는다', '대응이 무뚝뚝하다'와 같은 이유로 통원을 그만두고 마는 환자가 많다.

하지만 다른 병원에서 진찰을 하게 되더라도 역시 한두 번 다니다가 통원을 중단하고 마는 사람이 적지 않다.

어떤 기관이 우울증 외래환자 519명에 대해 조사한 결과에 따르면, 통원을 중단한 사람의 비율은 51%, 1회만 진찰받은 사람의 비율이 12%로 나타났다. 즉 10명 중에 1명은 한 번만 병원에 오고, 2명 중에 1명은 몇 차례 통원치료를 한 후에는 병원에 오지 않는다는 것이다. 이 같은 상황에서 의사에게 '병을 고쳐줘요!'라는 말을 한들 현실적으로 무리라는 사실은 누구나 이해할 것이다.

이처럼 '좀 더 좋은 의사는 없을까', '좀 더 좋은 병원은 없을까'라며 담당 의사나 병원을 계속하여 바꾸는 것을 '닥터 쇼핑'이라고 하는데, 나는 닥터 쇼핑을 부인에 의한 도주반응이라고 생각한다.

처음으로 병원에서 진찰을 받는 환자는 매우 불안해한다. 여러모로 걱정도 많다. 때문에 편도체가 흥분하여 '정동반사'가 우위에 서게 되고, 결과적으로 '이 자리에서 도망치고 싶다'는 충동이 무의식적으로 일어나게 된다.

이를 참으면서 최소 3회 정도 병원을 다니고 나면 충동은 차즘 진정되기 시작한다. 의사의 인품도 보이고 성격도 알게 되어 불안이 줄어들고 안도감이 늘어나기 때문이다.

이후부터는 사고제어가 우위인 상태가 된다. 통원한 지 3회차에 들어서면 첫 진찰 때에 비해 훨씬 냉정한 판단을 할 수 있게 된다.

부인에서 수용에 이르기 위해서는 시간이 필요하다는 것은, 반대로 말하면 시간만 지나면 대부분의 사람은 부인을 극복하여 수용하는 단계에 이른다는 뜻이다.

'기다리는 것'만으로 안도감이 생긴다

부인이란 폭풍과 같다. 폭풍이 한창일 때는 대체 언제 끝날까 몹시 불안하다. 그러나 폭풍은 시간이 지나면 반드시 지나간다.

부인을 극복하기 위해 중요한 것은 초조해하지 않고 '기다리는 것'이다. 하지만 대부분의 환자가 폭풍이 지나가기를 기다리지 못한다. 불안이나 공포 상태에서는 정동반사가 우위가 되어 '싸울 것인가 아니면 피할 것인가'를 강하게 다그치기 때문이다.

이럴 때일수록 '기다리는 것'을 억지로 의식해 보도록 한다.

'조금만 기다려 보자'고 소리 내어 말하는 것만으로도 정동반사의 폭주에 제동을 걸 수 있다. 언어정보는 편도체의 흥분을 억제하기 때문이다.

부인의 상태에 있는 환자는 지금 바로 무엇인가를 해야 한다는 촉박한 마음에 휩싸인다. 병을 선고받은 것만으로 '가족에게 폐를 끼치고 싶지 않다'며 이혼을 요구하거나 '회사에 있을 수 없다'며 퇴직서를 내는 환자도 있었다.

이처럼 기다리지 못하는 상황에서 취한 행동은 대개 나쁜 결과가 되어, '어째서 그런 경솔한 행동을 했을까'라고 후회하거나 침울해지고 자기 혐오에 빠지는 원인이 된다.

그렇기 때문에 가능한 범위에서라도 좋으니 기다리도록 하고 이 행동을 의식하는 것이다. '기다려 보자'고 말로 표현하는 것은 안도감, 그리고 치료를 향한 과정이다.

의사는 '상황을 지켜보죠'라는 말을 자주 사용하는데 부인 상태에 있는 환자는 이런 말을 들으면 실망한다. '상황을 지켜본다'는 말에 '의사가 아무것도 해 주지 않는다' '이대로 내버려 두어도 괜찮은 것일까?'라며 불안한 생각을 품는다. 버림받은 것처럼 여기는 사람도 있다.

그러나 '상황을 지켜보죠'라는 말은 의사가 '기다리겠다'는 선택을 했다는 뜻하며, 이는 매우 긍정적인 의미라고 할 수 있다.

2주간 상황을 지켜보고 문제가 없으면 약을 사용하지 않아도 완치될 가능성이 높을 때, 나는 자주 '상황을 지켜보죠'라고 말한다.

2주가 지나고 증상이 좋아졌다면 '약을 사용하지 않고 나아서 잘 되었네요'라고 말한다. 좋아지지 않았다면 다시 약물 치료를 시작하면 된다.

'상황을 지켜보죠'라는 말은 '중병이 아닙니다. 약을 쓰지 않아도 자연적으로 나을 것으로 예상되기 때문에 경과를 관찰하겠습니다'라는 의미이다. 결코 실망스러운 말이 아니다.

언어화를 통해 불안을 없애는 6가지 방법

편도체의 흥분을 진정시키면 불안은 사라진다.

그렇다면 어떻게 해야 편도체의 흥분이 억제되는 것일까? 최근의 뇌 과학 연구에서 중요한 힌트를 찾을 수 있다.

뇌에 언어정보가 들어오면 편도체의 흥분이 억제되어 부정적인 감정은 진정되고 기분도 개선되어 결단능력이 높아진다는 사실이 밝혀졌다.

언어정보를 뇌에 받아들이는 방법으로는 '말한다', '듣는다', '읽는다', '쓴다' 등이 있다.

따라서 병으로 인해 불안해졌을 때는 그 병의 정보를 얻음으로써 불안을 억누르고 냉정하게 생각할 수 있게 된다.

간호사에게 '괜찮아요', '걱정 마세요'라는 말을 듣는 것만으로 마음이 꽤나 편해지는 경우도 있을 것이다.

심리 상담에 있어서도 언어화는 무척이나 중요하다. '언어화'란 마음속 자기의 감정을 언어로 표현해 가는 작업이다. 마음속을 말로 표현하는 것 만으로 불안은 제거된다.

스스로 할 수 있는 언어화 방법으로는 다음의 6가지가 있다.

1. 긍정적인 말을 한다

'괜찮아', '잘 되고 있어', '효과가 있어', '이 약은 잘 들어', '그걸로

마음을 치유하는 7가지 비결

충분해'. 혼잣말이라도 괜찮으니 긍정적인 말을 소리 내어 말해보자. 혼자서 입 다물고 참는 것이 제일 나쁘다.

2. 친구나 가족에게 자신의 걱정이나 불안을 이야기한다

이야기하는 것은 '가스를 빼는 일'이다. 이야기하는 것만으로 더없이 큰 스트레스 발산 효과가 있다. 반대로, '이야기할 수 없다', '이야기할 사람이 없다'는 것은 스트레스나 불안이 높아지는 원인이 된다.

3. 의사나 전문가에게 병에 대해 상담한다

'상담한들 아무것도 해결되지 않는다'는 사람이 있지만, 사실 상담하는 것만으로 뇌의 편도체는 억제되고 불안이 감소하여 안도감을 얻을 수 있다. 막연한 괴로움, 불안이 말로 바뀌기 때문이다.

4. 주치의에게 이해하지 못하는 내용을 질문한다

질문을 함으로써 마음속에 있는 막연한 불안이나 걱정이 언어 정보로 옮겨진다. 의사에게 설명을 들으면 원인, 이유, 대처법을 이해할 수 있다. 그러면 자연스레 편도체는 진정되고 불안이 사라질 것이다.

5. 괴로움, 불안을 종이나 노트에 쓴다

아웃풋은 대단한 효과가 있다. 자기가 느끼고 있는 것, 생각하고 있는 것과 같은 감정을 노트에 써서 털어놓은 것만으로 무척 상쾌한 기분이 드는 것은 물론 불안도 경감될 것이다.

6. 일기를 쓴다

매일 일어난 일, 자신의 생각, 느낌을 문자로 쓰는 일은 최고의 언어화 훈련이다. 장문의 일기를 쓰지 못하는 사람이라면 '3줄 긍정 일기'부터 시작해보는 게 좋을 것이다. '3줄 긍정 일기'란, 자기 전 15분 이내, 가능하면 양치질이나 세안을 끝내고 잠자기 직전에 '오늘 있었던 즐거운 일'을 3가지 쓰는 작업이다.

각각 1줄씩 합해서 단 3줄만으로도 괜찮다. 3분 내외로 쓰고 끝내기 때문에 시간적 부담도 거의 없다. 일기에 쓴 3가지 일 중에서 가장 즐거웠던 일을 이미지로 떠올리며 이불에 들어가 '즐거운 기분'인 채로 잠들도록 해본다.

이처럼 '3줄 긍정 일기'를 쓰면 긍정적인 사고가 강화된다. 1주일에서 10일 정도 쓰는 것만으로도 그 효과를 자각할 수 있다.

말은 우리들에게 안도감을 부여한다. 긍정적인 말에 따라 편도체는 진정되고 불안은 제거된다. '이야기한다', '쓴다'와 같은 아웃풋을 평소부터 연습해 둠으로써 스트레스나 부정적인 감정을 모아두지 않고 심신 모두 건강하게 살아갈 수 있다.

정보를 모으면
불안은 사라진다

🌑 불안의 90% 이상은 실제로는 일어나지 않는다

병명을 통보받으면 여러가지 불안이 머리를 스친다. 그렇지만 그 불안의 대부분은 '예기불안'이다.

예기불안이란, '회사에 복귀하지 못하게 되면 어떡하지?', '후유증이 남으면 어떡하지?', '약 때문에 심한 부작용이 나타난다면 어떡하지?'와 같이 장래에 대한 지나친 불안을 말한다. 그 90% 이상은 실제로 현실에 일어나지 않는다.

실제로 일어나지 않는 일에 대해서 이것저것 생각하고 불안한 기분이 되어 침울해져버린다. 이는 완전히 쓸데없는 걱정이다.

실제로 일이 일어나고 나서 고민하기로 마음먹는 것만으로도,

마음을 치유하는 7가지 비결

인간이 느끼는 불안의 90%는 사라진다.

그렇다면 어째서 사람은 '예기불안' 때문에 괴로워할까. 그 원인은 바로 정보 부족이다.

'이 약은 구역질이 나는 부작용이 나타나기 쉽다고 들었는데 그렇게 된다면 어떻게 하지?'와 같은 불안. 그러나 만약 약에 '부작용으로 구역질이 나타날 확률은 10%이며, 심한 구역질은 10% 내 3명 중에 1명꼴. 게다가 부작용이 나타났다 해도 생명에 이상은 없다'는 데이터가 첨부되어 있다면 어떨까. 괴로운 증상은 30명에 1명꼴로도 나타나지 않는다고 알게 되면 '부작용이 나타날 확률도 낮고 설령 나타나더라도 괜찮겠지'라고 생각할 수 있지 않을까.

이처럼 해답이나 자세한 정보, 지식, 숫자나 데이터 등을 얻을 수 있는 것만으로 불안은 줄어들 수 있다.

정보를 능숙하게 얻기 위한 4가지 방법

그렇다면, 안도감을 느끼기 위해 누구로부터 어떤 정보를 얻어야 할까?

1. 주치의에게 묻는다

병에 대한 대처법이나 앞으로의 치료 방향성, 집에서 요양하는 법을 알고 싶은 경우, 주치의에게 묻는 것이 가장 좋다.

'의사 앞에서는 긴장하여 머리가 새하얘지고 만다', '무엇을 질문했는지를 잊어버렸다'라는 이야기를 자주 듣는다.

질문을 하거나 무엇인가를 전하고 싶은 경우에는 사전에 메모 용지에 내용을 써두자. 그리고 그 메모 용지를 가지고 진찰실로 들어가자. 메모를 보면서 질문하면 무엇을 질문할지를 잊거나 긴장하여 궁금한 점을 제대로 묻지 못하는 상황을 피할 수 있다.

말로 전하는 게 서툰 사람은 메모 용지를 의사에게 직접 건네주는 방법도 좋을 것이다.

모르는 것이 있는데도 질문을 하지 않는 것은, 스스로 불안을 증식시키고 있다는 뜻이다. '의사가 바빠 보여서 질문하기 어렵다'는 의견도 종종 듣는데, 3분 진료라 해도 질문 하나 정도는 답할 수 있는 시간이 있으니, 부디 자신의 병을 고치기 위해 용기를 내어 질문해 주면 좋겠다.

의사에게 적극적으로 질문을 하는 환자는 아무것도 질문하지 않는 환자보다도 치료의욕이 높기 때문에, 나는 오히려 호감을 느낀다.

2. 주치의에게 질문하지 못하는 경우의 대처법

나는 '주치의에게 질문을 못하겠습니다', '질문할 분위기가 아닙니다'와 같은 상담 메일도 무척 많이 받는다.

환자가 질문을 하는 것만으로 기분이 상하거나 불쾌한 듯이 답하는, 소위 '질문하지 마시오' 같은 분위기를 발산하고 있는 의사가 많다는 사실은 유감스럽다.

'언제 낫는가?', '약의 효과는?', '부작용은 없는가?' 등의 의문점은 가능하면 주치의 본인이 설명해 주길 바라는 부분이지만, 만약에 이것이 무리한 상황이면 간호사에게 물어보도록 한다. 간호사는 의사 옆에 있으면서 매일 진료를 살펴보고 있으므로 환자가 '자주 하는 질문'에는 대부분 대답을 해 줄 것이다.

또한 약에 관한 질문이라면 약사가 답을 해 줄 것이다.

'약은 식후에 먹도록 되어 있는데 밥을 먹지 않았을 때는 어떻게 하는 게 좋은가요?', '이 약을 복용하고 구역질과 같은 부작용이 나타날 확률은 몇 %입니까?'와 같은 질문에 대해서도 정중하게, 때로는 데이터를 찾아 친절하게 답해 줄 것이다.

모르는 것이 있을 때는 질문을 하는 것이 좋다.

3. 병에 대해 쓰인 책을 한 권, 끝까지 읽어본다

'당신은 공황장애입니다'라는 말을 들었다면 공황장애와 관련된 책을 한 권 읽어 보자. '당신은 당뇨병이에요'라는 진단을 받았다면, 당뇨병 관련 책을 한 권 읽어 보자.

병에 대해 쓴 책에는 그 병의 원인, 치료까지의 기간, 치료내용, 생활습관 개선 방법, 생활상의 주의할 점 등이 대략적으로 쓰여 있다. 환자가 안고 있는 의문이 대부분 망라되어 있으므로 그 병에 대해 필요한 정보와 지식의 전체상을 배울 수 있다.

그렇다면 실제로는 어떤 책을 선택하는 게 좋을까. 우선, 가능한 한 큰 서점에 가자. 그리고 자신의 병에 대해 쓰여 있는 책이 진열되어 있는 코너에 가 본다. 직접 손에 들고 몇 권인가 훌훌 넘겨보고 '가장 이해하기 쉬운 책'을 선택한다.

병 때문에 건강상태가 나쁜 환자 입장에서 작은 글자로 빽빽이 쓰인 책은, 내용이 아무리 훌륭하고 충실하다고 해도 끝까지 읽을 수 없다.

일러스트나 그림이 많고 글자가 커서 보기 쉬우며 설명이 평이한 문장으로 쓰여 있는 등, 자신이 '이해하기 쉬운 책'을 선택하는 것이 좋다.

인터넷에서 책을 주문하면 내용을 체크할 수 없기 때문에 생각했던 것 이상으로 어려운 책이 도착하여 결국 읽지 않은 채 끝나버리기도 하므로, 직접 서점으로 가서 고르기를 권한다.

4. 인터넷의 정보는 주의한다

병에 대해 알고 싶을 때, 많은 사람이 인터넷에서 검색하고 있지 않을까. 그러나 인터넷의 정보를 이용하는 경우에는 충분한 주의가 필요하다.

미국 의사 그룹의 조사에 따르면, 위키피디아(세계 최대의 인터넷 백과사전)의 주요 질환에 대한 기술을 조사했더니, 90%의 페이지에서 오류가 발견되었다고 한다. 위키피디아가 가정용 의학서의 대용이 되지는 않는 것이다.

일본 의과대학들의 연구(2019년)에 따르면, '암 치료'에 대해 소개하는 약 250개의 인터넷 사이트를 조사했더니 의학회의 진료 가이드라인(지침)을 근거로 한 것은 10% 정도였다. 과학적 근거가 확실하지 않은 사이트는 40%에 이르고 있다.

이처럼 누가 기사를 썼는지 분명하지 않은 사이트(기사)와 비교하여, 의학회나 후생노동성(보건복지부)의 사이트 등은 신뢰성이 높다고 할 수 있다.

따라서 어느 단체가 혹은 누가 정보를 제공하고 있는지를 정확히 확인한 후에, 정보를 받아들여야 한다.

인터넷의 의료 정보는 옥석이 뒤섞여 있어서 도움이 되는 정보도 있는 반면, 완전히 잘못된 내용도 많아 그대로 믿으면 병이나 건강을 악화시킬 수 있다.

그러므로 인터넷의 정보는 안이하게 신뢰하지 않도록 한다.

부인의 상태에 있으면 불안이 발생한다.

게다가, 알지 못하는 것이 있으면 불안은 점점 커진다. 필요한 정보는 스스로 얻도록 하여 불안을 줄여가도록 한다. '부인'은 병의 과정에서 '고독', '분노'와 같은 심리상태로 나타난다.

다음 장에서는 '고독'과 '분노'에 대하여 구체적인 내용과 대처법에 대해 설명해 보도록 하겠다.

마음을 치유하는 7가지 비결

◆ 신뢰를 만들기 위해 3번 이상 통원을 한다. 병원을 바꾸는 것은 그 이후라도 늦지 않다.

◆ 초조해하지 않는다. 그저 '기다리는 것'만으로 불안이 안심으로 바뀐다.

◆ 불안해졌다면 정보를 모은다. 올바른 정보를 통해 불안은 사라진다.

◆ 긍정적인 말을 해본다. 그것만으로도 편도체는 진정되고 불안이 누그러진다.

◆ 모르는 것은 주치의에게 질문한다. 주치의의 설명이 당신의 불안을 없앨 것이다.

◆ 진료 전에, 주치의에게 할 질문을 메모해둔다. 메모를 보면 질문하기가 훨씬 쉬워진다.

◆ 자신의 병에 대해 쓰인 책을 한 권 읽어 본다. 병에 대한 대개의 사항은 책에 쓰어있다.

3 장

'험담'이
병을
악화시킨다

도움을 요청하는 사람은
병이 낫는다

⬤ 도움이 필요한 사람일수록
도움을 거절하는 이유는?

환자에게는 진단받은 자신의 병을 받아들이지 않고 불안해지는 부인. 그와 관련하여 '고독'과 '분노'라는 심리상태가 관찰된다.

이는 과거 내가 담당했던 환자의 이야기이다.

70대 K씨(여성)는 남편이 세상을 떠난 후 10년 가까이 홀로 지내고 있다. 그녀는 최근 치매가 진행되어 건망증이 심해졌다. 혼자 쇼핑을 하고 요리를 하는 등 가까스로 일상생활을 할 수는 있지만, 냄비를 불에 올려 놓은 채 잊어버려 까맣게 태우고 마는 등 조금씩 지장이 나타나기 시작했다.

주변 사람들은 병원에 가보라고 했지만, 치료받는 것을 싫어하는 그녀는 '병원에는 가지 않겠다'며 고집스럽게 거부했다. 주변에서 간병인을 쓰라고 설득해도, "망령이 난 것도 아닌데 어째서 남의 도움을 받을 필요가 있나요? 모르는 사람이 집에 오는 것은 무슨 일이 있어도 싫어요. 도움은 필요 없어요!"라며 일절 남의 말을 들으려 하지 않았다.

의료 현장에서는 K씨처럼 도움이 필요한 사람일수록 고집스럽게 진료를 거절하는 일이 자주 있다. 이들은 결국 병이 더 악화되어 어쩔 도리가 없는 상태가 되고 나서야 가까스로 병원에 찾아온다. 이들은 어려움을 겪고 있음에도 주변 사람에게 상담하려 하지 않고, 생활에 대한 지원이나 병원 진찰을 하도록 권유를 받아도 거절하고 만다. 이들은 어째서 그토록 완고하게 거절을 하는 것일까?

환자들의 행동에는 '고독'이라는 심리가 존재하기 때문이다.

✲ '혼자 있고 싶다'는 사람은 사실 도움을 바라고 있다

당신이 오래 사귄 여자친구로부터 호되게 차였다고 하자. 그날 밤, 친구한테 전화가 걸려 왔다. '우울해하지 말고 노래방에서 기분 전환이라도 하자'고 말이다. 이러한 친구의 마음 씀씀이는 고맙다. 하지만 '지금은 혼자 있고 싶어. 내버려 두었으면 좋겠어'라고 생각하고 만다. 이것이 바로 고독의 심리다.

사람은 극도로 심한 충격을 받거나, 몹시 침울한 상태에 빠지면 다른 이들과 만나거나 이야기할 여유가 사라져버린다. 마음을 닫고 벽을 쌓아 자신만의 안전한 장소에서 혼자가 되어 조용히 쉬고 싶은 심경이 된다.

'어째서 나만 이런 꼴을 당하는 걸까?'라는 생각, '이토록 괴로운 마음을 다른 사람이 이해해 줄 리가 없어'라는 고립감 등 말이다. 이와 같이 마음을 닫은 상태가 바로 고독이다.

【 고독할 때 보이는 반응 】

병원의 진찰, 돌봄이나 지원을 받도록 권유받으면……

⁎ 혼자 있고 싶다

⁎ '아직 괜찮다'고 생각한다

⁎ 가능하면 나를 개의치 않고 내버려두면 좋겠다

⁎ 남에게 상담해서 해결할 수 있는 문제가 아니다

⁎ 필요한 것은 나 혼자서 감당할 수 있다

⁎ 병원에 가지 않아도 어떻게든 될 것이다

⁎ 애당초 나는 병에 걸리지 않았다

⁎ 지금의 내 상태를 남에게 알리고 싶지 않다

⁎ 타인에게 폐를 끼치고 싶지 않다

⁎ 가족이나 회사에 폐를 끼치고 싶지 않다

⁎ 내 일을 진심으로 걱정해주는 사람은 아무도 없다

⁎ 사실 도움을 바라는 마음이 조금은 있다

혼자 있고 싶어……

하지만 도와주면 좋겠어……

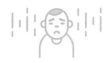

✦ Point

도움이 필요한 사람일수록 '혼자 있고 싶다'고 말한다

🌑 진료받기 전 나타나는
'3가지 거부 반응'에 주의한다

병세가 나타나거나 통원치료를 시작했더라도, 병을 통보받은 환자에게는 정도의 차이는 있을지언정 고독한 심리가 나타난다.

고독한 상태가 되면 의사의 상담, 진료, 의료 권유를 강력하게 거부, 거절하려 한다. 이처럼 병원에서 진찰을 받기 전에 나타나는 구체적인 '거부 반응'은 다음 표에서 확인할 수 있다.

이러한 말과 행동의 근간에는 고독이라는 심리가 있으며 이는 곧 부인의 단계에 있다는 뜻이기도 하다. 즉 마음속에서부터 '자신이 병에 걸렸다'고 인정하고 싶지 않은 것이다. 따라서 부인을 없애는 것이 거부반응을 완화시키는 대처법이라 할 수 있다.

문외한이 보기에도 고통이나 괴로운 증상으로 인해 보통이 아닌 상태임에도 불구하고 '병원에는 가지 않을 겁니다!'라고 거부를 하다니 이상하다고 생각할 수도 있다. 어째서 환자는 그 정도로 강경하게 진찰을 거부하는 것일까?

사실 대부분의 환자는 진찰하기 전부터 병에 걸린 것을 어렴풋이 깨닫고 있다. 깨닫고 있기에 오히려 '내가 병에 걸렸다'는 사실로부터 도망치려고 한다. 진찰 거부도 마찬가지로 편도체의 흥분에서 오는 공포, 불안에 의한 도피반응인 것이다.

【 병원 진찰 전에 나타나는 3가지 거부 반응 】

상담 거부	• '괜찮다. 상담을 할 필요 없다' • '상담으로 해결될 문제가 아니다' • '그만 내버려 두었으면 좋겠다!'
지원 거부	• '나 혼자서 해결할 수 있다' • '아무것도 곤란하지 않다' • '도움은 필요 없다' • '쓸데없는 참견이다' • '간병인을 들이고 싶지 않다' • '프라이버시 침해다' • '이제 오지 말아 주었으면 좋겠다'
진찰 거부	• '병에 걸린 것이 아니므로 병원에 갈 필요는 없다' • '아픈 곳은 없다' • '아직 괜찮다'

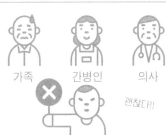

가족　　간병인　　의사

괜찮다!!

✦ Point

'괜찮다'는 괜찮지 않다는 증거

☀ 고독은 흡연만큼이나 건강에 나쁘다

고독이 건강에 좋지 않다는 근거를 제시하는 과학적 데이터는 많다. 시카고 대학의 심리학자인 존 카시오포 교수는, 자신의 저서 ≪고독의 과학≫에서 다음과 같이 말하고 있다.

> 고독이 가져오는 영향은 심각해서, 만성적인 고독감은 사람을 불안정하게 만들고 타인에게 피해의식을 품으며 자학적, 자멸적인 사고와 행동에 빠지게 한다. 게다가 고독은 신체에도 큰 영향을 미친다. 고독한 사람은 뇌혈관이나 순환기 질환, 암, 호흡기나 위장 질환 등으로 사망할 위험이 높아진다.

즉 고독은 신체에 고혈압이나 비만, 운동부족, 흡연 등에 필적하는 악영향을 끼친다고 결론지은 것이다.

또 유방암 환자와 헤르페스 바이러스의 반응을 조사한 미국 오하이오 대학의 연구에서는, 고독감이 신체 면역력 저하와 연관이 있고, 고독감이 신체의 나쁜 상태를 초래하는 원인이 된다는 사실을 밝히고 있다.

마음을 치유하는 7가지 비결

미국의 브리검영 대학의 연구에 의하면, '사회적인 관계를 가진 사람은 가지고 있지 않은 사람과 비교하여 일찍 사망할 위험이 50% 낮다'고 한다. 이를 다른 생활습관으로 인한 사망 위험과 비교해 보자면, 고독은 하루에 15개피 담배를 흡연하는 것에 필적하며 운동 부족이나 비만보다 3배 이상 건강에 나쁘다고 말할 수 있다. 또 고독은 우울증 위험을 2.7배, 알츠하이머병의 위험을 2.1배로 늘린다.

　고독은 면역력을 떨어뜨려 수많은 신체질환, 정신질환의 원인이 된다. 게다가 병을 앓는 중에 고독한 상태에 빠지면, 병이 더욱 악화되는 것은 물론 잘 낫지 않게 된다. 따라서 고독은 적절하게 그리고 신속하게 대응해야 한다.

계속 험담을 하는 사람은
병이 낫지 않는다

🌸 분노는 부인의 징후

처음 외래진료를 받으러 온 S씨는 가시 돋친 태도로 진찰실에 들어왔다.

S씨는 이전에 진찰받았던 의사에게 '우울증'이라는 진단을 받고 항우울약을 처방받았으나 심한 구역질이 나타났다. 그는 '그런 부작용이 있다는 말은 듣지도 못했다', '제대로 이야기해주지 않았다', '그 정신과는 형편없는 곳이다'라며 이전의 담당의사에 대한 불만을 늘어 놓았다.

S씨의 증상은 전형적인 우울증이었기 때문에 '우울증으로 보입니

마음을 치유하는 7가지 비결

다'라고 말했더니 '일이 바빴을 뿐이지 우울증은 아닙니다!'(진단 거부)라며 언성을 높였다.

'약을 먹으면 금세 좋아질 것입니다'라고 말하니 S씨는 '어차피 또 부작용이 강한 약을 처방하겠죠'라며 악의 넘치는 말을 했다. '약 따위는 먹지 않을 겁니다. 병이 아니니까요. 상담만으로 치료해 주세요!'(투약 거부).

이처럼 약을 강하게 거부했기 때문에 상담만으로 치료해 가기로 했고, 이에 S씨도 동의를 해서 다음 진찰 예약을 잡았다. 그러나 S씨는 이후 병원에 오지 않았다.

S씨는 분노에 가득 차 있었다. 이전 담당의에 대한 험담을 늘어 놓으며, 병을 고치기보다는 그 분노를 터뜨리고자 나를 방문한 것처럼 느껴졌다. 그는 우울증이라는 사실을 전혀 받아들이지 않는 부인의 상태였다.

이처럼 그의 분노는 정신과 의사에 대한 분노로 표현되고는 있지만, 사실은 절대로 걸리고 싶지 않은 우울증에 걸리고 말았다는 것에 대한 강렬한 불안의 발로라고 생각할 수 있다.

'당신은 우울증입니다'라는 말을 들어도 도무지 받아들여지지 않는다. 하지만 의사가 말하는 우울증 증상에 정확히 들어맞기 때문에 역시 우울증일지도 모르겠다.

비탄(悲嘆)하는 마음과는 정반대로 초조하고 짜증이 나거나 도무지 화가 가라앉지 않는다. 향할 곳 없는 분노가 치밀어 오른다. 사람은 분노 상태가 되면 단순히 화를 내거나 소리를 지르는 등의 반응 외에도, 다양한 행동을 통해서 치밀어 오르는 분노의 에너지를 발산시키려고 한다.

분노는 크게 타인을 비난하는 타책(他責)과 자신을 비난하는 자책 2가지로 나뉜다.

먼저 분노는 타인, 즉 병의 원인이 된 장소나 사람, 대부분의 경우 가혹한 환경에서 일을 시켜온 회사나 그 직장의 상사로 향한다.

'매일같이 야근을 해왔으니 우울증에 걸리는 것은 당연해. 이렇게 근무 환경이 최악인 회사가 어디에 있냐고! 한심한 회사! 전부 회사 탓이야!'

'과장도 이것저것 나한테 귀찮은 일을 떠넘겨 왔어. 이런 병에 걸린 것은 귀찮은 일만 시킨 과장 탓이야!'

이처럼 도움의 손을 내밀어 주지 않았던 가족이나 회사는 물론, 적절한 대응을 해 주지 않은 의사나 병원 역시 그럴듯한 분노의 배출구가 된다.

'6개월 전 건강검진을 받았을 때는 정상이었잖아. 그때도 암은 있었을 거야. 의사의 진단 실수야! 초기 단계에서 발견할 수 있었을 텐데 이를 간과한 의사 때문에 암이 이렇게 진행된 거야! 고소해 버릴 거야! 그렇지 많으면 화가 풀리지 않아!'

이처럼 '○○의 탓'이라며 분노를 타인에게 터뜨리고 있는 상태는 분노 단계 중 '타책' 상태이다.

타책의 상태에서 가장 이해하기 쉬운 징후가 바로 험담이다.

환자는 어쨌든 험담을 한다.

'잘난 척하고 있다', '진료 기록 카드만 보고 있다', '눈빛이 무섭다', '친절한 말은 한 마디도 건네지 않는다', '설명이 어려워 이해하기 어렵다'는 등 의사에 대한 험담. '대기 시간이 길고, 약도 좀처럼 나오지 않는다'는 등 병원에 대한 험담. '환자에게 웃지 않는다', '인사가 없다', '퉁명스럽게 대꾸한다'는 등 간호사나 접수 여직원에 대해 험담하기도 한다.

'나는 회사 때문에 병에 걸렸다. 사원에 관한 일은 눈곱만큼도 생각하지 않는 최악의 회사다. 블랙 기업이라고 말해도 될 정도다. 아무런 배려도 없는 상사 탓이다' 등 회사에 대한 험담이 그치지 않는 사람도 있다.

병이 잘 낫지 않는 환자의 특징을 한 가지 말하라고 한다면, 나는 바로 이 '험담이 많다'를 들겠다. 본인은 험담을 말함으로써 스트레스를 발산할 수 있다고 여길지도 모르지만, 이는 전혀 옳지 않은 생각이다.

험담은 병을 악화시키며, 애당초 병의 원인이기도 한 것이다. 좀 전에도 말했듯이, 환자와 의사의 신뢰관계 없이 병을 고치는 일은 어렵다. 험담을 계속해서 말하는 한 서로 간의 신뢰는 쌓을 수 없다. 오히려 험담 때문에 인간관계는 악화된다. '이전의 형편없는 의사에 대한 험담이니까 관계없다'고 생각할 수도 있지만, 험담이 많은 사람은 '타인의 나쁜 점'을 잘 찾아낸다. 따라서 험담을 말하면 할수록 '나쁜 점 찾기의 달인'이 된다.

심각한 병명을 통보받은 후

* '어째서 나만 이런 일이 생기는 거지?' 라며 화가 난다

* 특별히 이유도 없는데도 부글부글 끓는다. 조바심이 난다. 가만히 있을 수 없다

* '멍청한 자식!' '시끄러워!'라며 소리치고 싶어진다. 혹은 소리를 치고 말았다

* 주위 물건을 던진다

* 무심코 남에게 반발하거나 반항적인 태도를 취한다

* 회사 탓, 가족 탓, 남 탓을 한다

* 내 탓이라고 생각한다

* '~만 하지 않았다면', '그 때 ~했었다면' 이런 일이 생기지 않았을 것이라고 과거의 행동을 몇 번이고 후회한다

* 무심코 타인이나 회사, 병원의 험담한다. 혹은 그 같은 험담을 인터넷에 올려 버린다

* 이제 아무래도 좋다. 어떻게 되어도 상관없다

* 차라리 남을 끌어들일까, 남을 곤란하게 만들어 버릴까 생각한다

◇ Point

'분노'는 병의 증상. 빨리 발산하는 것이 좋다

이러한 환자는 다른 병원에서 진찰을 받더라도, 금세 의사나 병원의 나쁜 점을 찾아서 '이 의사는 좋지 않아', '이 병원은 못쓰겠어'라며 지난 번과 같은 결론에 이른다. 병원을 바꿀수록 '그쪽 의사도 형편없어', '저 병원도 영 좋지 않은 곳이야'라며 험담만 늘어간다.

　이러한 환자는 결국, 어느 병원의 의사와도 신뢰관계를 쌓지 못한 채, 병이 나을 기회를 영영 잃어버리고 만다.

험담을 많이 하는 사람은
치매에 걸릴 위험성이 3배

험담은 할수록 병이 된다

핀란드의 뇌 신경학자인 톨파넨 박사와 그 연구팀은 평균연령 71세인 1,449명을 대상으로 어떤 조사를 진행했다.

박사와 연구팀은 연구대상에게 평소에 어느 정도로 뜬소문을 퍼뜨리거나 남을 비판했는지, 혹은 심술궂은 태도를 취하고 있는지에 대한 질문을 했다. 그 결과, 험담이나 비판을 많이 한다고 대답한 사람은 그렇지 않은 이와 비교해서 치매에 걸릴 위험성이 3배나 높다는 사실이 밝혀졌다.

한편, 험담을 한 사람의 몸에서 코르티솔이 분비된다는 사실도 밝혀졌다. 앞서 설명했듯이, 높은 수치의 코르티솔은 장기적으로 분비되면 신체의 면역력을 저하시켜 다양한 병의 원인이 된다. 코르티솔은 신체에 스트레스가 가해졌을 때 분비되는 스트레스 호르몬이다.

험담을 하면 할수록 몸속 스트레스 호르몬 수치는 증가한다. 즉, 험담을 함으로써 스스로의 스트레스를 늘려 병을 악화시키는 것이다.

'낡은 뇌'는 주어를 이해하지 못한다

어째서 타인을 험담하는 것이 스트레스가 되는 것일까?

그것은 '낡은 뇌'가 '주어'를 이해하지 못하기 때문이다.

기억이나 감정을 컨트롤하는 해마, 편도체, 시상하부 등의 대뇌변연계는 소위 낡은 뇌로 불리는데, 어류나 양서류 등 하등동물의 뇌 대부분은 대뇌변연계로 이루어져 있다.

이 '낡은 뇌'는 주어를 이해하지 못해, 새로운 뇌에서 보내지는 정보에서 주어를 빼고 이해한다.

예를 들어, 당신이 길을 걷고 있을 때 뒤에서부터 큰 목소리로

'바보 자식!'라는 욕설을 들었다면 심장이 두근두근 뛸 것이다.

사실은 당신 뒤에서 두 명의 남성이 큰 소리로 싸우고 있었을 뿐이며, '바보 자식!'이라는 욕설 역시 당신을 향한 것이 아니었다.

그러나 욕설을 들은 순간 편도체가 순식간에 흥분하여 당신은 불안과 공포를 느꼈고 가슴이 철렁했다. 이처럼 편도체는 주어를 이해하지 않는 것이다.

편도체가 주어를 이해하지 않는다는 말은, 스스로에게 '바보 자식!'이라고 말하거나 타인에게 '바보 자식!'이라는 말을 들어도 뇌 안에서는 동일한 스트레스 반응이 일어난다는 것을 의미한다.

10번 험담을 하면 10번 험담을 들은 것과 동일한 스트레스를 받는 것이다.

험담을 하는 것이 일상이 되면, 매일같이 스트레스 반응이 일어나 코르티솔이 분비되어 신체와 정신에 악영향을 미친다. 어떤 연구에 따르면, 험담이 많은 사람은 그렇지 않은 사람과 비교해서 수명이 약 5년이나 짧다고 한다.

험담을 함으로 인해 '병이 되는 원인' 그리고 '병이 낫지 않는 원인'을 스스로 만들고 있는 것이다.

험담 상대가 과거의 자신이
될 수도 있다

결국은 '자기 탓'

한 차례 타인을 비난하고 나면 격렬한 분노의 에너지에서 가스가 빠지게 된다. 그러면 상황을 다소 냉정하게 볼 수 있게 되며, 과거에 일어난 문제의 책임은 최종적으로 자기 자신에게 있다는 사실을 깨닫는다.

회사에서의 장시간 노동이 원인이라면 회사를 쉬거나 떠날 수도 있었을 것이다.

의사의 부적절한 대응이 있었다고 하더라도, 진단에 불만이 있었다면 다른 병원이나 의사에게 진찰을 부탁할 수도 있었을 것이다,

지금 맞이한 최악의 결과는 과거 자신의 행동이 원인인 것.

좋지 않은 상황을 피하거나 줄일 수 있었음에도 행동하지 않았다. 그렇게 생각하면 자신을 비난하지 않을 수 없게 되는 것이다.

'이런 블랙기업에서 몇 년이나 무리하게 계속 일한 탓에 병에 걸려 버리고 말았어. 조금이라도 빨리 그만두었더라면 병에 걸리지 않고 끝났을 텐데. 나는 어쩌면 이렇게 바보같을까!'

'과장이 나한테 이 프로젝트를 맡겼을 때 이건 무리라고 어렴풋이 깨달았었지. 그 때 거절했더라면 이런 일은 생기지 않았을 텐데. 왜 거절하지 않았을까?'

'3개월 전부터 컨디션이 나빴는데 어째서 병원에 가지 않았을까? 빨리 병원에 가서 진찰을 받았었다면 이렇게 심한 지경에 이르진 않았을 텐데'

타인에 대한 험담과는 반대로 이번에는 자신의 나쁜 점을 찾기 시작한다.

'어째서 이런 일이 생긴걸까?'

'모든 것은 내 탓이야!'

스스로의 결점이나 단점, 과거의 실수나 잘못 판단했던 일을 떠올리고는 자책하고 후회하며 무기력한 현재의 자신을 계속해서 괴롭히는 것이다.

분노는 스트레스 그 자체다. 자신에게 격렬한 분노를 향하는 일은 스스로를 심하게 꾸짖는 것과 다르지 않다.

화를 낼수록 병은 악화된다

분노는 아드레날린이 대량으로 분비되고 있는 상태로, 싸우고 있는 것과 마찬가지라고 할 수 있다. 아드레날린이 장기간 분비되면 심장이나 혈관에 큰 부담을 주기 때문에, 고혈압, 동맥경화가 진행되어 심근경색이나 뇌졸중 등의 심혈관계 질환이 될 위험을 대폭 높인다.

이를테면, 격하게 화를 낸 후에는 심근경색이나 심장발작을 일으킬 위험성이 4.7배 상승한다고 한다.

화를 내어 자율신경이 흐트러진 뒤에는 곧바로 원래 상태로 돌아가지 않는다. 어떤 연구 데이터에 따르면, 한 번 흐트러진 자율신경이 정상화되기 위해서는 대략 3시간 정도가 필요하다고 한다.

이처럼 분노하는 상태가 길어져 아드레날린 분비가 계속되면, 코르티솔이 분비되어 지병이 악화되거나 이러한 분노가 원인이 되어 병에 걸리기도 한다.

따라서 병을 고치기 위해서는 분노의 상태를 빨리 헤쳐 나가야만 한다.

화를 잘 내면 병에 걸릴
위험이 높아진다

분노를 없애는 5가지 방법

평소 화를 잘 내면 발병 위험이 높아지는 데다가 인상도 나빠지기 때문에 화를 내지 않도록 하는 것이 중요하다.

여기 누구라도 할 수 있고 바로 효과도 볼 수 있는 '분노를 흔적도 없이 지우는 방법'을 소개한다.

1. 20초 심호흡

가장 간단히 분노를 가라앉히는 방법이 바로 '심호흡'이다.

만약 분노로 머리에 피가 쏠린다면 5초 동안 천천히 코에서 숨을 들이마시고 15초에 걸쳐 입으로 숨을 모두 끝까지 내쉬며

마음을 치유하는 7가지 비결

이를 3회 반복한다. 이러한 20초 심호흡(복식호흡)을 3회 반복하면 1분이 된다.

복식호흡을 할 때는 코로부터 천천히 숨을 들이마시며 배를 부풀린다. 이후 입으로 천천히 숨을 내쉬는데, 그 때는 배를 움푹 들어가게 한다. 배와 등이 달라붙는다는 이미지를 떠올리며 실시한다.

중요한 것은, 들숨의 2~3배 이상 시간을 들여 천천히 숨을 내뱉는 것이다. 그리고 모든 숨을 남김 없이 끝까지 내쉬도록 한다.

'심호흡을 해도 분노가 진정되지 않는다'는 사람이 많지만, 이는 심호흡을 하는 방법이 잘못된 것이다. 심호흡이란, 5초 동안 숨을 깊게 들이마시고 5초에 걸쳐 깊게 내쉬는 것이 아니다. 들숨과 날숨의 시간이 동일할 경우 교감신경이 우위가 되므로 오히려 역효과이다.

15초 이상 걸쳐서 천천히 숨을 끝까지 내쉰다. 이를 의식하면 꽤나 분노가 진정될 것이다. 손목시계의 초침을 보면서 하면 더욱 효과적이다.

직접 해보면 느끼겠지만 15초라는 시간은 의외로 길다. 마지막 5초가 상당히 힘겹겠지만, 배와 등이 달라붙는 이미지를 그리며 모든 숨을 끝까지 내쉬도록 한다.

실제로 20초 심호흡을 3회 실행하면, 조금 전까지 느껴지던 분노가 상당히 진정되었다는 사실을 깨닫게 된다.

인체의 교감신경과 부교감신경은 '호흡'과 밀접히 연관되어 있다. 교감신경이 우위가 되면 호흡이 가빠지고, 부교감신경이 우위가 되면 호흡은 늦어진다. 올바른 심호흡을 실시하여 천천히 숨을 내쉼으로써 교감신경(분노의 신경) 대신 부교감신경(릴랙스 신경)을 확실히 활성화시킨다.

2. 천천히 이야기한다

화를 내는 사람들은 대부분 말이 빠르다. 몹시 분노한 상황에서 느긋한 페이스로 말하는 사람은 본 적이 없다.

인간은 흥분하면 말이 빨라지고 교감신경이 우위가 되며 점점 더 흥분이 진행된다.

그러므로, 발끈했을 때는 스스로 천천히 이야기하려고 의식한다. 평소에 자기가 말하는 속도보다 30% 천천히 이야기하는 것이다. 그저 천천히 이야기하는 것만으로 격렬했던 분노는 느릿한 대화 속에 녹아 들어 간다. 이를 통해 분노로 흥분했던 기분이 빠르게 진정되는 것을 느낄 수 있다.

3. 분노를 모두 노트에 적는다

분노는 부정적인 에너지이기 때문에 참으며 쌓아두는 것 역시 좋지 않다. 그 또한 스트레스의 원인이 되기 때문이다.

내가 권장하는 것은 험담을 하거나 누군가를 호통치고 싶어졌을 때, 그 분노에 대한 내용을 모두 노트에 쓰는 일이다. 생각나는 일, 부정적인 감정을 모두 노트에 쓰기 시작하면 몹시 상쾌해진 기분이 든다. 분노나 짜증스러운 감정 또한 대부분 사라져 없어진다.

목소리로 내어 누군가에게 말하는 것이 아니므로, 아무에게도 누를 끼치지 않는다. 반면, 당신 안에 쌓여있던 부정적 감정은 모두 밖으로 뿜어져 나왔으므로 몹시 상쾌해진다.

다만, 같은 부정적인 일을 몇 번이고 쓰면 부정적인 기억이 강화된다. 이를 막기 위해 '현자(賢者)의 메모'를 시도해 보기를 권한다.

우선 분노나 부정적인 감정을 노트에 쓴 뒤 이를 30분 이상 방치한다. 시간이 지나면 그 노트를 당신이 아니라 '당신의 친구가 쓴 것'이라고 생각하고 읽어본뒤, 스스로 현자가 되었다고 가

【 '좋다', '보통이다', '매우 싫다'로 나누어 본다 】

'좋다' '싫다'만으로 나눈 경우

좋다	싫다

대부분의 사람이 '딱히 좋지 않으니까,
군이 따지자면 싫다'로 분류된다

'보통'을 덧붙이면

좋다	보통	매우 싫다

'싫다'의 대부분은 '보통'으로 분류된다

| 좋다 | 좋은 것은 아니지만
그리 싫은 것도 아니다 | 매우 싫다 |

 Point

'보통'을 덧붙이는 것만으로도 싫은 사람을 간단히 줄일 수 있다정하고 당신의 친구에게 보내는 조언을 써넣는다.

'그 같은 사소한 일로 화를 낸들 별 수 없다', '그런 일은 내일이면 잊어버린다', '자주 있는 일이므로 걱정하지 마라'

현자의 메모를 시도하면 자신의 분노의 감정을 객관적으로 바라볼 수 있게 되어 보다 냉정한 시선으로 자신을 관찰할 수 있게 된다.

4. 좋고, 싫음으로만 판단하지 않는다

인간은 처음 만나는 사람을 '좋은가 싫은가'의 양자택일로 판단한다. 이는 뇌의 편도체가 순간적으로 판단을 내리는 것으로, '좋다'고 판단한 경우는 또 한 번 만나고 싶어지며, '싫다'고 판단한다면 '만나고 싶지 않다' 또는 '피하고 싶다'고 생각한다.

만약 누군가를 만났다면 이번에는 '좋다'와 '싫다'의 양자택일이 아니라 '좋다', '보통', '매우 싫다'의 3가지 중 어느 한 가지로 판단해 보기를 권한다.

'그다지 좋지는 않지만 무엇인가 피해를 입고 있는 것은 아니다', '좋아하는 타입은 아니지만, 직접적인 이해관계가 없으니까 뭐 괜찮아'라고 생각되는 사람은 '보통'으로 분류한다. '두 번 다시 만나고 싶지 않다', '함께 있는 것만으로 기분이 나빠진다'고 생각하는 사람만을 '매우 싫다'로 분류한다.

그렇게 하면 지금까지 '싫다'고 생각했던 사람 대부분이 실은 '보통'이었다는 사실을 깨닫게 될 것이다. '매우 싫다'는 사람은 10명에 하나 있거나 없는 꼴로, 매우 적을 것이다.

험담은 싫은 사람에게 하는 법이다. 따라서 싫은 사람을 줄일 수 있다면 험담을 할 상대도 줄고 험담 자체를 줄일 수 있다.

사람을 판단할 때 '좋다', '보통', '매우 싫다'의 3가지 패턴으로 판단하도록 하면 싫은 사람의 비율이 틀림없이 줄어들 것이다.

5 불안은 편도체의 흥분 때문임을 이해한다

2020년 4월, 코로나 감염에 의한 긴급사태 선언이 내려진 전후로 '자숙(自肅)경찰'이 화제가 되었다. '자숙경찰'이란, 영업, 외출 등을 자숙해달라는 요청에 응하지 않는 개인이나 상점에 대해 사적으로 단속이나 공격을 하는 행위를 말한다.

예를 들면, 상점에 자숙을 강요하는 전화를 한다거나, 괴롭히는 내용의 벽보를 붙인다. 혹은, 현의 행정구역 밖에 있는 지역 번호를 붙인 차에 흠집을 내는 사건을 일으킨다.

평범한 사람들이 어째서 이렇게 공격적인 행동을 해버린 것일까?

불안과 편도체의 시스템을 알게 된 지금이라면, 소위 '자숙경찰'들의 도를 넘은 행동도 쉽게 이해할 수 있을 것이다.

불안이나 공포로 편도체가 흥분하면 '전투' 모드에 들어가 타인을 공격하고 싶어진다.

당시에 신종 코로나 바이러스의 감염력이나 사망률 등에 대한 정보가 부족했던 것도 원인일 것이다(정보가 적으면 불안은 강해진다). 이 같은 신종 코로나에 관한 스트레스 때문에 편도체가 흥분하여 과도한 불안상태에 빠지고 만 것이다.

편도체가 폭주하면 사고제어, 즉 이성적인 컨트롤이 어려워진다. 차를 손상시키거나 낙서를 하는 등 지나치게 기물을 파괴하는 범죄행위는 상식적으로 생각하면 해서는 안 되는 일이다. 그러나 이성이 작동하지 않으면 이처럼 과격한 행동을 해버리고 마는 것이다.

당신의 회사나 주변에도 타인을 공격하거나 험담을 일삼는 사람이 있을지 모르겠다. 사실 그와 같은 사람은 어딘가 불안한 것이다. 자신의 입장이 위험해지는 공포를 느끼고 있기 때문에 그 공포를 발산하고 싶어진다. 즉, 편도체가 흥분하고 있는 탓에 유감스러운 행동을 무의식적으로 저질러 버리고 마는 것이다.

'불안은 편도체의 흥분'이라는 사실을 인지하는는 것만으로도 지나치게 타인을 비난하거나 분노를 터뜨리는 사람에 대해 냉정하게 대응할 수 있다.

'이 사람 아무래도 뭔가 안 좋은 일이 있나 보구나'라고 생각하면 가볍게 무시할 수 있을 것이다.

'매우 싫은' 의사는 의외로 적다

의사를 판단할 때 '좋다'나 '싫다'가 아니라 '좋다', '보통', '매우 싫다'의 3가지 패턴으로 판단하도록 하자.

첫 대면에서는 불안감 때문에 의사를 '싫다'고 판단할 확률이 높다. 따라서 우선은 병원을 3번 다녀 보자. 그리고 마지막 3번째 만남에 자신의 주치의를 '3분법'으로 판단해보는 것이다.

'좋다'는 신뢰할 수 있는 의사. 안심할 수 있는 의사.

'보통'은 특별히 좋은 점이 없다고 해도 두드러진 단점이나 불쾌감이 없는 의사. 딱히 좋거나 나쁜 점도 없는 의사.

'매우 싫다'는 '얼굴도 보고 싶지 않다', '얼굴을 마주하는 것만으로 불쾌해진다', '이 의사는 절대로 신용할 수 없다'와 같은 수준의 의사이다.

겨우 한 번의 만남에서 양자택일로 판단하면 '싫다'가 과반수를 넘을 수도 있지만, 3번 통원을 한 뒤 3분법으로 판단을 하면 '매우 싫다'고 판단하는 사람은 적어질 것이다.

'매우 싫은' 것은 아니므로, 그대로 통원을 하며 치료를 이어받도록 하자.

고독과 분노를 치유하기 위한 3가지 처방전

◈ 감정은 억누르지 않고 발산하는 것이 중요

고독과 분노의 감정에 휘둘릴 것 같을 때, 어떻게 진정할 수가 있을까. 구체적인 대처법을 처방전으로 소개하도록 하겠다.

처방전 1 울어서 감정을 털어놓는다

동일본대지진 발생 후 미야기현, 이와테현을 방문하여 피해자들과의 대담회에 참석했을 때의 일이다.

나는 "지진 직후 여러 가지로 괴로운 일 때문에 울고 싶은 기분이 든 적이 있었을 것이라고 생각하는데, 실제로 운 적이 있었나요?"라고 질문했다.

그러자 대담회에 참석한 6~7명은 입을 모아 말했다.

"울지 못했어요……."

"울고 싶은 마음이었지만 울지 못했죠. 모두가 필사적으로 노력하고 있는 와중에 마음 약한 모습을 보일 수는 없었어요. 특히 가족에게 그런 모습을 보였다면 쓸데없이 불안해하겠지요. 대피소에는 개인적인 공간이 전혀 없기 때문에 혼자 울 수 있는 장소도 없고요."

대부분의 심리학 연구에서는 정말로 괴로울 때는 슬픔을 참기보다는 감정을 표출시켜 우는 것이 좋다고 말한다.

과거의 재난, 재해 피해자를 대상으로 한 어떤 연구에서는, 피해 직후 감정을 억누른 사람은 감정을 표현한 사람과 비교해서 PTSD(외상 후 스트레스 장애)를 겪을 확률이 높다는 보고가 있다.

대부분의 사람들은 슬픈 일이 있어도 울지 못한다. 울지 못하는 것이 일반적이다. 우는 것이 '부끄러움', '창피한 행위'로 여겨질지도 모르겠다.

하지만 정말로 슬플 때나, 괴로울 때는 울어도 된다. 감정을 숨기고 참는 것보다는 오히려 감정을 발산하고 우는 편이 좋다.

눈물의 3가지 효과를 활용한다

'우는 것을 두려워하지 마라. 눈물은 마음의 고통을 흘려 버려 주니까'

이는 아메리카 원주민인 호피족의 격언인데, 뇌 과학적으로 눈물이 마음의 고통과 스트레스를 흘려 버리는 것은 사실임이 밝혀졌다.

눈물을 흘림에 따라 교감신경에서 부교감신경으로 작동 스위치가 바뀐다. 눈물을 많이 흘릴수록 스트레스가 해소되고 마음의 혼란이나 분노, 적대심도 사라지는 것이다.

세로토닌 연구의 세계적 권위자인 도호 대학 명예교수 아리타 히데오씨는, 눈물을 흘리는 것은 스트레스 발산에 도움이 된다며 '누활(淚活, 의도적으로 눈물을 흘림으로써 스트레스 해소를 도모하는 활동)'을 할 것을 추천한다.

아리타 교수에 의하면, 눈물을 흘리는 것에는 3가지 효과가 있다.

① 스트레스 경감

② 자율신경의 균형 조절

③ 면역 시스템의 활성화

우는 것은 스트레스를 경감시키고 면역력을 높이며 우리들의 건강을 유지하고, 병을 고치는 데 매우 유익하다.

눈물은 참지 않는 게 좋다

한편, 울고 싶을 때에 눈물을 참으면 아드레날린이 과잉 분비된다. 아드레날린의 수치가 높다는 것은 교감신경이 우위에 있어 스트레스가 가해진 상태임을 의미한다.

울고 싶은 마음, 또는 억지로 눈물을 참는 것은 결국 스트레스를 크게 쌓아둔다는 의미이므로 건강에 매우 좋지 않다.

괴로울 때, 고통스러울 때 눈물이 나오는 것은 스트레스를 발산하기 위해 우리 몸에 갖춰진 자기방위 반응이라고 생각할 수 있다. 이를 억지로 참는 것은 좋지 않다.

우는 행위는, 부정적인 감정은 물론 스트레스를 발산하는 것이다.

또 한 가지, 영화나 책이나 시 등에 의해 감동하여 마음이 움직일 때도 눈물은 자연스럽게 흐른다. 그 같은 감동의 눈물이라도 신체의 스트레스를 경감시켜 자율신경의 균형을 조절하여 면역 시스템을 활성화할 수 있다. 적극적으로 감동하고 적극적으로 우는 행위를 통해 몸과 마음의 치유 효과를 기대할 수 있다.

처방전 **2** 잔다

내가 지금까지의 인생에서 큰 충격을 받았던 사건이 몇 가지 있는데, 약 20년 전에 교통사고를 일으켰을 때의 일은 지금도 뚜렷하게 기억한다.

눈길 고속도로. 노면은 미끈미끈했다. '잘못하면 미끄러지겠구나' 싶어 주의하며 저속으로 조심하며 운전하고 있었는데, 커브 길에 접어들어서 갑자기 핸들이 말을 듣지 않게 되었다.

와장창!

차는 가드레일에 세게 부딪혔다. 차에서 내려 바깥에 나갔더니 차의 앞부분이 잔뜩 찌그러져 있었다.

'아아, 이건 아무리 봐도 수리가 불가능해. 폐차를 할 수 밖에……'

귀성길 도중이었기에 사고처리를 한 뒤 본가로 돌아갔다.

'어째서 이런 사고가 났을까……', '그 때 좀 더 신중하게 운전했더라면 사고는 나지 않았을 텐데!', '100만 엔 이상이나 하는 차가 사라졌어', '어쩌면 나는 이렇게 어리석을까!', '지금 꿈을 꾸는 게 분명해!' 등 다양한 감정이 머리를 스쳐 패닉 상태에 빠졌다.

그 때 어머니께서 "잠을 좀 자는 것이 좋지 않겠니?"라고 말씀하셨다.

이후 나는 3시간 정도 푹 자고 상쾌하게 잠에서 깨어났다. 그러자 신기하게도 방금 전 느꼈던 충격, 부인, 후회, 자책, 분노 같은 감정이 거짓말처럼 사라져 있었다.

'몸에 긁힌 상처 하나 없어서 정말 잘됐어. 다른 사람을 끌어들이지 않고 끝나서 다행이야. 보험에도 가입되어 있으니 보험금도 지급되겠지'

조금 전까지의 부정적인 사고가 깨끗하게 사라지고 긍정적인 사고를 가지고 적극적으로 생각할 수 있게 바뀐 것이다.

이처럼 수면에는 체력이나 피로의 회복 외에 기억과 감정을 정리하는 효과가 있다. 하룻밤 푹 잠으로써 기억과 감정이 정리되고 자신이 놓인 상황을 보다 객관적으로 볼 수 있게 된다.

자기 전에 짜증난 감정에 지배되어 있었다고 해도, 하룻밤 자고 나면 그것 만으로도 나쁜 감정이 상당히 완화되는 것이다.

그러므로, 무엇인가 충격적인 일을 겪었을 때 잠을 자는 것은 매우 효과적인 대처법이라 할 수 있다

수면부족은 신체를 전투 모드로 만든다

큰 불안을 안고 잠들지 못하는 상태가 되면 신체에 어떤 일이 일어날까?

잠들지 못하면 교감신경이 우위인 상태가 계속 이어진다. 즉, 밤에도 '전투 모드'를 그대로 유지하는 것이다. 이래서는 부교감신경이 활약하지 못하고 피로도 회복되지 않는다. 따라서 면역력이 저하되어 자연치유력이 발휘되지 못하는 상태가 된다.

부인이 강한 분노의 상태에서는 아드레날린이 분비되고 있기

때문에 교감신경이 한층 더 우위로 치우친다. 수면부족이 그 상태를 더욱 악화시켜 낮에도 밤에도 전투 모드가 계속되는 악순환에 빠진다.

결국에는 화를 더욱 잘 내게 되고 짜증도 평소보다 심해지고 만다.

수면은 신체를 조절함으로써 교감신경에서 부교감신경으로 전환시켜 보다 안정된 상태로 만들어준다. 따라서 반드시 푹 자는 것이 필요하다.

국립정신·신경의료연구센터는 다음과 같은 연구를 실시했다. 연구대상을 1일 4시간 수면하는 그룹과 1일 8시간 수면하는 그룹으로 나누어 5일 후 뇌의 활동상황을 영상진단으로 조사했다.

그 결과 두 그룹 모두 행복한 일에 대한 반응은 큰 차이가 발견되지 않았지만, 두려운 일의 경우 수면시간이 4시간인 그룹의 편도체가 8시간을 잔 사람들에 비해 훨씬 활발하게 반응했다.

수면부족은 불안과 공포를 보다 야기하기 쉽다는 의미이다. 그리고 편도체가 쉽게 흥분하게 되는 것은 '정동반응'에 지배되기 쉬운 상태이기 때문이라는 사실 역시 실험을 통해 나타났다.

따라서 병 등으로 큰 정신적 충격을 받았을 때에도 수면만은 충분히 확보하도록 한다. 그렇지 않으면 편도체의 흥분에서 시작되는 스트레스 반응이 폭주하여 불안이나 짜증 등을 더욱 악화시키고 만다.

잠들지 못하는 상황이 며칠이고 계속되는 경우, 수면에 나쁜 생활습관을 하나하나 개선해 감으로써 푹 잠들 수 있다. 수면에 나쁜 생활습관이란, 자기 전 2시간 이내에 블루 라이트(스마트폰, 게임, 컴퓨터, TV), 강한 빛, 음주, 오락(게임, TV, 영화)을 접하거나 흡연하는 것이다. 수면을 위해 이 같은 나쁜 습관은 피해야 한다. 잠들기 전 2시간을 느긋하고 편안하게 보내면 수면의 질은 개선된다.

생활습관을 개선했음에도 잠들지 못하는 경우에는 수면제의 도움을 빌리는 것도 필요하다. 분노, 짜증, 불안, 공포가 있으면 수면의 질은 악화되어 더욱더 분노와 불안, 공포를 강화시킨다. 그 결과 이 악순환에 의해 정신이 헤어나기 힘든 최악의 상태에 빠진다. 분노, 짜증이 강한 사람은 우선은 수면시간을 충분히 확보하도록 한다. 그것만으로도 감정이 안정을 되찾을 것이다.

처방전 **3** 도움을 청하라

고독과 분노의 이면에는 '괴로움을 이해해 주면 좋겠다'는 심리가 있다.

'혼자 있게 내버려둬'라고 말하지만 실은 '내 마음을 이해해 주면 좋겠다'고 마음속 깊은 곳에서 강하게 바라는 것이다.

다소 모순된 것 같지만, 초등학생 남자아이가 좋아하는 여자아이를 놀리거나 괴롭히는 심리와 마찬가지다. 인간은 마음속 깊이 생각하는 것과 반대의 행동을 하는 경향이 있다.

'내버려 두세요'라고 말하는 사람은 마음속 깊은 곳에서는 '도와주세요'라고 생각하고 있다. '당신은 내 마음을 몰라!'라고 말하는 사람도 실은 '자기 마음을 이해해 주면 좋겠다'고 생각한다.

이는 병에 대한 공포와 불안에서 오는 부인에 의해 솔직한 마음의 목소리를 내지 못하게 된 상태이기 때문이다. 그러므로 가족, 친구, 지인, 직장 동료 등이 '내버려 두세요'라고 말하는 경우 사실 '도와주었으면 좋겠다'는 메시지로 받아들여야 한다.

일본에는 '약한 소리를 해서는 안 된다', '괴로워도 노력해서 극복하자'는 교육이 이루어지는 데다가, 말없이 이심전심으로 서로의 '마음 속을 헤아린다'는 문화가 있다. 때문에 병뿐만이 아니라 생활이나 비즈니스의 현장에서 어려운 상황에 놓여도 괴롭다고 하는 속마음을 쉽사리 말하지 못한다.

솔직해지자는 것은 마음 깊은 곳에 있는 소리를 용기 내어 말해보자는 뜻이다. '도와주세요'라고 말해보도록 하자! 매우 어색하고 쑥스러울지도 모르지만 머뭇거릴 때가 아니다. 일각을 다투고 있는 위급한 상황인 것이다.

용기를 내 '도와주십시오', '어떻게 좀 해 주십시오'라고 말해보자. 기분이 매우 편안해지고 무거운 짐을 어깨로부터 내려놓는 듯한 해방감이 들 것이다. 실제로 '도와주십시오', '어떻게 좀 해 주십시오'라고 말하게 된 환자는, 이후 눈에 띄는 속도로 병이 좋아진다.

간절한 요청을 듣게 되면 누구라도 어떻게든 도와주고 싶다고 생각하게 되는 법이다.

도와달라는 말 한마디로, 의사와 환자 간의 신뢰관계도 깊어지고 병의 '수용(受容)'도 단번에 진행될 수 있다.

마음을 치유하는 7가지 비결

◆ 험담하지 않는다! 험담을 할수록 자신의 건강을 해친다.

◆ 심호흡을 한다. 15초에 걸쳐 천천히 숨을 내쉰다.

◆ '분노'나 '부정적 감정'은 모두 노트에 쓴다!

◆ '좋다'나 '싫다'만이 아니라 '보통'도 판단기준에 넣는다.

◆ 울고 싶을 때는 참지 않는다. '우는 것' 만으로 스트레스를 발산할 수 있다.

◆ 짜증이 난다면 우선 잔다. 분노나 조바심은 수면을 취함으로써 사라져 버린다.

◆ 스스로 먼저 도움을 청한다. '도와주세요'라고 말하는 것만으로도 도움을 받을 수 있다.

EMOTION CONTROL

4 장

'받아들이는 것' 만으로 병은 낫는다

'수용'이란 어떤 상태인가?

가오나시를 '수용'한 치히로

스튜디오 지브리가 만든 미야자키 하야오(宮崎 駿)감독의 애니메이션 영화 〈센과 치히로의 행방불명(千と千尋の神隠し)〉에는 '치유'의 본질이 모두 그려져 있다.

이 영화에서 주인공인 치히로와 온천장을 방문한 고독한 손님인 가오나시와의 관계를 살펴보자.

치히로와 가오나시와의 만남은 치히로가 일하는 온천장의 안뜰에서 이루어진다.

혼자 쓸쓸한 듯 우두커니 서 있는 가오나시[고독]. 치히로는 '여기 열어 놓을께'라고 가오나시에게 말을 걸며 온천장으로 불러들인다.

온천장에 들어온 가오나시는 돈을 흥청망청 쓰며 호화롭게 먹고 마시고 방약무인하게 행동한다. 점점 거대화되어 감당할 수 없게 되는 가오나시.

가오나시에 대한 대응을 맡게 된 치히로는 가오나시가 내민 돈을 되돌려주며 '집에 돌아가는 것이 좋겠어'라고 냉정한 태도로 말한다. 이에 화가 난 가오나시는 난폭한 모습으로 치히로를 뒤쫓아온다[분노, 타책].

밖으로 도망쳐서 대야로 만든 배에 올라탄 치히로. 언뜻 가오나시를 버린 것처럼 보이지만, '이쪽이야!'라며 의외로 가오나시를 부른다. 한번 분노를 폭발시킨 가오나시는 치히로를 뒤쫓아가는 사이 가스가 빠진 것처럼 원래의 얌전한 모습으로 돌아온다. 그리고 치히로와 함께 우나바라 전철에 올라타 여관 주인인 유바바의 쌍둥이 자매 제니바에게로 향한다.

치히로에게 순종적인 태도를 취하는 가오나시의 표정은 평소와 같지만 안도감으로 채워져 있어 따뜻한 분위기가 전해진다.

분노로 감당할 수 없었던 가오나시가 원래의 온순한 모습으로 돌아가고 안도감을 드러낼 수 있었던 이유는 무엇일까?

가오나시의 모습이 180도 바뀐 이유는 그의 감정이 부인에서 수용으로 바뀌었기 때문이다.

맨 처음 치히로가 자신을 받아들였다고 생각했던 가오나시는, 치히로에게 버림받았다고 느끼자 그녀의 말을 받아들이지 못하는 상태(부인)에 빠진다. 부인에 동반되는 극렬한 분노가 폭주한 것이다.

가오나시가 분노를 폭발함으로써 조금 냉정함을 되찾은 틈에 치히로는 '이쪽이야'라고 손을 흔들며 말을 건다.

분노가 진정된 가오나시는, 치히로의 거절이 '침착해요'라는 메시지였음을 깨닫고 치히로의 사랑과 배려를 받아들일 수 있게 된다.

가오나시는 치히로 덕분에 치유된 것이다. 치히로와 합류를 했을 때 가오나시는 치히로에게 '받아들여졌다'고 느꼈을 것이다.

치히로에게 받아들여진 가오나시는 동시에 자기 안의 '부정적인 감정'을 모두 수용했다. 서로 치유하고 치유 받으며 지지해주는 관계를 전철 안에서 완성한 것이다(치료동맹의 성립).

게다가 이후 가오나시는 몸소 제니바를 돕기까지 한다. 7장에서 언급할 '타자공헌'. 감사의 단계로 들어간 것이다.

이처럼 〈센과 치히로의 행방불명〉에는 가오나시가 부인에서 수용에 이르는 과정과 치유에 이르는 보편적인 모델이 표현되어 있다.

병을 받아들이면 '분노'가 사라진다

'신뢰', '정보', '시간' 이 3가지에 의해서 병에 대한 불안과 공포는 차차 누그러져 간다. 적어도 통보를 받은 직후의 강렬한 충격과 비교하면, 다소 시간이 지나 신뢰관계도 만들어지고 질문과 답변을 통해 정보가 늘어남으로써 훨씬 냉정하게 자신의 병에 대해 생각할 수 있게 된다.

병을 받아들이는 것. 이것이 병의 '수용'이다.

'부인'이란 병과 싸우는 상태, '수용'이란 병과 싸우는 것을 그만 둔 상태다.

수용 상태에서는 불안이 안심으로, 긴장이 이완으로 바뀌어 마음이 편해진다. 부인에 의해 일어난 분노, 초조, 반항심, 적개심이 거짓말처럼 정화되어 사라져 간다. '씌었던 귀신이라도 사라진 것 같다'라고 표현되는 일도 있다.

　병을 고치기 위해 가장 중요한 것은 병을 받아들이는 것이다.

　병을 적으로 간주하고 병원에서도 치료에서도 도망쳐 다니는 있는 환자가 병을 고칠 수 있을까? 전혀 그렇지 않다.

　우선 '나는 병에 걸렸다'는 사실을 정면에서 받아들이고 냉정히 생각할 수 있게 되어야 한다. 그렇게 되어야 비로소 병을 '수용했다'고 말할 수 있으며 치료를 시작할 준비가 된 것이다.

수용함으로써 일어나는 4가지 변화

받아들이면 병이 낫고 있다는 사실을 깨닫는다

수용이 진행됨에 따라 다양한 변화가 일어난다.

병을 수용함으로써 일어나는 변화를 소개한다.

1. 정신적으로 편해진다

우선, 환자의 표정이 바뀐다.

도깨비 같이 험상궂던 표정이 보살처럼 온화한 표정으로 바뀐다.

찡그린 얼굴이 많았는데 웃는 얼굴도 보이기 시작한다.

날카로운 분위기가 부드럽고 유연하게 바뀐다.

이는 부인에서 수용에 이르는 과정을 겪으며 싸우는 것을 그만둠으로써 일어나는 변화다. 마음속이 '전투 모드'에서 '평화 모드'로 바뀌는 것이다.

불안한 기분이 어딘가로 사라지고 마음은 안도감으로 가득해진다.

'정신적으로 편해진다'는 뜻이다.

2. 치료에 대한 의욕이 상승한다

수용이 진행될수록 환자의 치료의욕이 바뀐다.

부인의 상태에서도 '병을 고치고 싶다'는 마음은 있지만, 그럼에도 '이 약에 부작용이 있지는 않습니까?'처럼 치료에 대해 부정적인 말을 뱉는 경우가 많다.

그것이 점차 '이 약은 어느 정도 효과가 있습니까?', '최근에 이 약을 써서 나은 환자가 있습니까?'처럼 긍정적인 말로 바뀐다. 가족이 말해주지 않으면 약을 챙겨 먹는 것을 잊어버리는 일이 많았지만 점차 잊지 않고 스스로 먹게 된다.

예약을 하고도 오지 않거나 지각을 하는 일도 많았던 환자도 시간대로, 아니 시간보다도 먼저 도착하여 기다리게 된다. '병원에 오는 것이 즐거워졌다'고 말하는 환자도 많다.

의사의 조언이나 말도 하나하나 집중해서 듣게 되고 그 조언들을 실천하기 위해 노력한다. 아침 산책을 권유했을 때 '하지 못하는 이유'를 입에 달고 살던 환자도 '아침에 산책을 해보니 기분이 좋아지네요'라며 의사의 조언에 따라 생활습관 개선을 시작한다.

병에 대해 쓴 소책자를 건네도 전혀 읽으려고 하지 않았었는데, 자신이 걸린 병에 대한 책을 사와서 읽거나 의문스러운 점을 의사에게 질문하는 등 병에 대해 진지하게 공부하기 시작한다.

3. 깨달음, 자기 통찰력이 상승한다

수용이 진행되면서 여러 가지 깨달음을 얻을 수 있고 자기 통찰력 또한 높아진다.

그 결과, 자신을 객관적이고 냉정한 눈으로 바라볼 수 있게 된다.

자기 통찰과 수용은 차의 양측 바퀴와 같은 것이다.

자기 통찰이 높아지면 수용할 수 있게 된다. 수용이 진행되어

심각한 병명을 통보받은 후

* 최근에는 그다지 병에 대해서 생각하지 않게 되었다

* 병을 완치하는 것보다도 사회로의 복귀, 회사로의 복귀가 중요하다고 생각한다

* 병에 걸린 것은 '회사 탓'도 '가족 탓'도 '내 탓'도 아니다

* 돌이켜 보면 병에 걸리기 전의 일하는 방식이나 생활습관에 무리가 있었다

* 병에 걸림으로써 과거의 일, 미래의 일을 차분하게 생각하게 되었다

* 주치의나 간호사가 잘 대해주고 있다

* 가족에게 도움을 받고 있다

* 친구나 동료의 배려가 기쁘다

* 전부터 생각해왔던 취미 활동을 하고 싶다

* 친구와 차라도 한 잔 마시고 싶다는 생각이 든다

* 돌이켜 보니 이전보다 병세가 좋아지고 있다

* 끙끙대며 고민했던 예전의 내가 바보 같았다는 생각이 든다

* 병원에 다니는 일이 즐거워졌다

✧ Point

'받아들이는 것' 만으로 편해진다

분노, 공포, 불안 등의 감정이 진정됨으로써 보다 냉정하게 자기 통찰을 할 수 있으므로 수용이 더더욱 가속된다.

4. '병이 좋아지고 있다'는 사실을 갑자기 깨닫는다

병을 치유하는 법은 등산과 닮았다.

산을 오르는 길은 험난해서 한 걸음을 겨우 옮기기 때문에 풍경을 즐길 여유가 없다.

때문에 오르는 일에만 있는 힘을 다한다. 눈앞의 지면을 보면서 필사적으로 계속 오른다. 하지만 문득 얼굴을 들고 한숨을 돌리며 주변을 둘러보고는 근사한 풍경이 눈앞에 펼쳐져 있다는 사실을 깨닫는다.

병이 낫는다는 것은 이러한 느낌이다.

필사적으로 산을 오를 때는 어디까지 올라왔는지, 즉 어디까지 병이 치유되었는지 잘 알 수 없다. 그러나 어느 정도의 높이까지 올라 마음에 여유가 조금 생겼을 때 문득 주변을 바라보면 '이렇게 풍경이 아름답구나', '전망이 좋은 곳까지 올라왔구나', '병이 이렇게 좋아져 있었구나'라고 깨닫는다.

이처럼 전망이 트이는 체험은, 산으로 말한다면 7부 능선이나

8부 능선 정도에서 일어나기 쉽다. 어떤 이유 때문일까?

바로 정상이 보이기 시작하는 지점이기 때문이다.

7~8부 능선부터는 정상 그 자체는 보이지 않아도, 상당히 높이 와 있다는 것을 감각적으로 느낄 수 있다.

전망이 트이는 것과 동시에 '정상이 이제 조금 남았다'며 스스로 기운과 용기를 내고 정상을 목표로 하는 발걸음도 자연스레 가벼워진다.

병은 깨닫고 보면 갑자기 좋아져 있는 법이다.

당신도 그렇게 느끼는 순간이 반드시 찾아올 것이다.

부인에서 수용으로
바꾸는 방법

뇌 생리학자인 아리타 히데오 씨와 직접 만날 기회가 있었다. 그 때 나는 "수용을 뇌내 물질에 적용하면 무엇이 됩니까?"라는 질문을 했다.

아리타 씨는 '세로토닌입니다'라고 즉석에서 답해주었다.

"세로토닌은 뇌 안에서 생각을 바꾸는 역할을 하고 있습니다. 세로토닌이 저하되면, 전환할 수 없게 되어 같은 생각이 겉돌기만 하고 맙니다. 뇌 안에서 전환이 잘 되면, 부인에서 수용으로 원활하게 도달할 수 있지 않을까요?"

이처럼 바꾼다는 것을 만원 전철에서 옆 사람에게 발을 밟힌 일을 예로 이해해 보자. 발을 밟히면 무심코 '이 자식이!'라고 언성을 높이고 싶더라도 대부분의 사람은 참을 것이다. 발끈한 순간 '그래도 전철에 사람이 꽉 차 있으니 어쩔 수 없지'라고 이성적으로 생각할 수 있기 때문이다. 이것이 바꾼다는 것이다.

본능적인 '감정반사'를 컨트롤하는 것이 '전두전야'이며, 전환에 필요한 것이 바로 뇌내 물질인 '세로토닌'이다.

우울증에 걸리면 이 전두전야의 기능과 세로토닌이 저하되기 때문에, 편도체가 지속적으로 흥분한 상태에 빠져 '감정폭주'가 일어난다. 늘 짜증이 나거나 화를 잘 내거나, 불안이 머리에서 떠나지 않는 것이다.

만성적으로 스트레스에 노출되면, 전두전야의 기능과 세로토닌이 저하되어 감정을 능숙하게 바꿀 수 없게 된다.

아침 산책으로 세로토닌을 활성화한다

그렇다면, 어떻게 '전환하는 힘'을 회복할 수 있을까?

'전환 기능의 저하'는 '세로토닌의 저하'가 원인이므로, 세로토닌을 활성화시키면 된다.

다음은 세로토닌을 활성화시키는 3가지 방법이다.

1. 아침 해를 쬔다
2. 리듬 운동을 한다
3. 잘 씹어 먹는다(저작운동)

세로토닌은 주로 오전 중에 만들어지기 때문에, 이 3가지를 오전 중, 그것도 기상하고 나서 가능한 한 빨리 실행할수록 효과적이다.

아침 해를 쬐거나 리듬 운동을 동시에 수행할 수 있음은 물론 세로토닌 또한 높이는 최고의 생활습관이 바로 '아침 산책'이다. 아침에 일어나서 1시간 이내에 15~30분의 산책을 빠른 걸음으로 실시하는 습관을 통해 세로토닌을 충분히 활성화시킬 수 있다. 게다가 아침 산책 후 아침밥을 잘 씹어서 먹음으로써 세로토닌은 만전의 상태가 된다.

그러나 갑자기 아침에 30분의 산책을 시작하는 것은 어려울수도 있다. 아침에 컨디션이 나쁜 사람이나 우울증 환자에게는 꽤나 어려운 일일 것이다.

그러므로 처음 시작은 5~10분 정도도 충분하다. 산책이 무리라면 '햇볕 쬐기'라도 좋다. 이 정도만 해도 오전 중의 기분이 상당히 좋아질 것이다.

아침 산책으로 인해 세로토닌이 상승하면 기분이 개선되고 감정이 안정된다. 게다가 전환능력도 높아져 부인에서 수용으로 전환이 수월하게 진행된다.

초조해지지 말 것! 전환은 서서히 일어난다

부인에서 수용으로의 전환은 어느 날 갑자기 일어나지 않는다. 병의 중증 정도나 개인차에 따라 다르지만 대략 몇 주에서부터 수 개월이 걸린다.

부인이 서서히 줄어 들고 수용이 늘어간다.

라디오 프로그램에서 DJ가 곡 소개를 하고 음악이 흐를 때, 이야기하고 있던 사람의 목소리가 서서히 사라지고 음악의 음량이 서서히 커져 가다가 이윽고 음악으로 바뀐다.

마음을 치유하는 7가지 비결

부인에서 수용으로의 전환도 이 같은 느낌으로 이해할 수 있다.

또, 개인이 느끼는 입장에서 생각해 본다면 '바꾼다'기 보다는 '바뀐다'고 말하는 편이 정확할 수도 있다. 앞서 이야기했던 세로토닌 활성법과 다음 장에서 소개할 방법을 착실히 실천하면, 어느 날 자신도 모르는 사이에 부인을 벗어나 수용의 자세로 바뀌어 있다는 사실을 깨달을 것이다.

그러므로 '초조해지지 않는다'는 것이 중요하다. 규칙적으로 치료하고 생활습관을 개선해 간다면 자연스럽게 수용으로 바뀔 것이다. 반면에 초조해지면 질수록 불안이 더욱 강화되어 먼 길을 돌아가게 된다.

【 부인에서 수용, 감사에 이르는 이미지 】

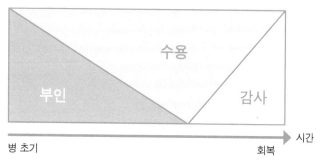

시간과 함께 부인이 감소하고 수용이 늘어나,
'감사'(7장 참조)로 바뀌어 간다.

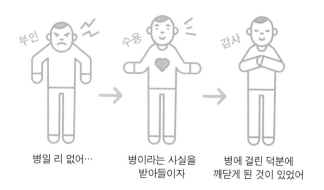

◇ Point

수용은 느닷없이 일어나지 않는다. 조금씩 일어난다

마음을 치유하는 7가지 비결

◆ 병을 받아들인다. 받아들이면 모든 것이 호전된다.

◆ 초조해지지 않는다. 지금의 치료와 생활습관 개선을 통해 자연스럽게 수용으로 바뀐다.

◆ 분노나 불안은 병의 과정에 지나지 않는다. 수용하면 개선되어 간다.

◆ 세로토닌을 활성화시키면 병이 낫기 시작한다.

◆ 아침에 산책하는 것을 습관화한다. 아침 산책을 할수록 기분과 병은 개선된다.

5 장

'표현'하면
병은
낫는다

치료에는 반드시
'정체기'가 찾아온다

❖ '일직선'으로 낫지 않더라도 침울해하지 말자

부인에서 수용으로. 그 여정에는 산이나 골짜기가 있고 길이 곧게 쭉 뻗어 있지도 않다.

아카데미상 4개 부문을 수상한 영화 <킹스 스피치>는, 휴먼 드라마로도 뛰어나지만 '한 사람의 인간이 병을 극복하는 이야기'로도 볼 만한 가치가 있다

말더듬증(말더듬이)으로 괴로워하는 영국의 요크 공작 조지 6세(콜린 퍼스)는 여러 명의에게 치료를 받았지만 증상이 전혀 개선되지 않는다.

그래서 마지막이라는 심정으로 세간에서 좋은 평판을 받고 있는 언어 치료사 라이오넬(제프리 러쉬)을 만나러 간다.

첫 진료에서 조지는 '이 방법은 나한테는 맞지 않는다', '소용없다'며 통원을 거부한다(부인).

그러나 진료 당시 자신이 말을 더듬지 않았다는 사실을 뒤늦게 깨달은 조지는 라이오넬의 치료를 받기로 결심한다.

몸을 움직이거나 음악을 들려주는 등 독특한 트레이닝을 매일 계속하는 사이 조금씩 치료 효과가 나타나기 시작했다.

그러던 어느 날, 황태자인 형과 말다툼을 벌이는 바람에 말더듬증이 심해진다. 개선되었다고 생각하던 차에 말을 더듬게 된 조지는 의기소침해진다(정체).

그 후, 형의 이혼 문제로 인해 어쩌면 왕이 될지도 모르게 된 조지. 뜻밖의 정신적 압박에 괴로워하며 초조해지고 있을 때 라이오넬이 '당신이 왕좌에 올라라'고 말한다. 이에 매우 화가 난 조지는 '당신은 쓸모없는 인간이야. 진료를 끝내겠다'며 라이오넬과 결별한다(결렬).

그러나 결국, 조지의 왕위계승이 결정되고 만다. 이후 조지는 왕실 관계자를 대상으로 연설을 하던 중 중요한 장면에서 말을 더듬는 실수를 저지른다. 말더듬이가 조금도 나아지지 않았다며 초조해지는 조지(정체).

조지는 반드시 실패해서는 안 되는 대관식을 앞두고 라이오넬을 찾아가 사과를 한다. 두 사람은 서로의 마음 속을 털어놓았고 점차 진정한 '치료동맹'이 완성되어 간다(거래-수용). 특별 훈련을 통해 대관식 연설을 성공하고, 서로 간의 신뢰 역시 깊어진다.

마침 그 때, 히틀러의 폭주에 의해 독일과 영국은 전쟁을 시작하고, 라디오 방송을 통한 개전식 연설이 갑작스럽게 결정된다. 나라의 위상을 높이기 위해서도 절대로 실패하면 안 되는 상황이 찾아온 것이다.

연설을 시작하기 직전 조지는 라이오넬에게 이렇게 말한다.

"결과가 어떻든 당신에게는 마음속 깊이 감사하고 있다(감사)."

결과적으로 라이오넬의 도움을 빌려 라디오 연설을 완벽하게 해낸 조지는 국민들에게 신뢰와 존경을 받는 왕이 된다.

이 영화는 조지 6세가 말더듬증을 극복하는 실화를 바탕으로 만들어졌다.

　말더듬이가 좋아졌다고 생각하니 또 나빠진다. 또 좋아졌다고 생각하니 다시 나빠진다. 이 상태를 몇 번이고 몇 번이고 반복한다.

치료를 시작하고 나서 능숙하게 연설을 소화시킬 수 있을 때까지, 매우 긴 시간을 노력해야 했다.

심지어는 조지가 치료에 적극적이 되고 나서도 병의 증상은 좋아졌다 나빠짐을 반복하며 생각처럼 개선되지 않는 시기가 이어졌다.

영화 속 조지처럼 병이 낫지 않는 상태를 바로 '정체'라고 부른다.

'좀처럼 낫지 않는다'는 것은 결승점에 가까워지고 있다는 증거

분노의 단계를 빠져나가면 정신적으로 안정되기는 하지만 그럼에도 불구하고 병은 완치되지 않는다.

대부분의 경우, 호전과 악화를 반복하거나 '좀처럼 낫지 않는다'고 괴로워하는 정체 상태를 거쳐 조금씩 치유된다.

'노력하고 있는데 어째서 낫지 않을까?'라며 빠져나가지 못하는 터널 속을 계속 걷고 있는 듯한, 아무리 나아가도 제자리를 맴도는 것 같은 느낌이 든다. 이것이 바로 정체 상태다.

결승점이 아직 보이지 않는다고 해도, 터널의 출구는 확실히 가까워져 있다. 정체 상태에 들어갔다면 '결승점이 가까이 있다'고 생각해도 좋다.

그러나 환자 본인은 그 사실을 전혀 깨닫지 못한다. 자각증상이 80점 정도로 좋은 상태기는 하지만, 완전하지는 않기 때문에 본인은 '좀처럼 낫지 않는다'고 초조해지는 바람에 '이 선생님은 좋지 않다', '이 병원은 더는 가망이 없다'며 치료를 그만두고 마는 사람이 적지 않다.

애써서 '앞으로 한 걸음 남은 상태'까지 왔는데 포기하는 것은 정말로 아까운 일이다.

노력하고 있는데 좀처럼 좋아지지 않는다. 완치라는 결승점이 가까워지면 거의 모두가 이 같은 정체의 단계와 마주한다. 이러한 사실을 알기만 해도 '좀처럼 낫지 않는다'는 현 상황을 앞으로 결승점까지 조금 남은 징후라고 이해할 수 있을 것이다.

높은 산을 오르는 자신의 모습을 떠올려 보자.

출발점부터 정상까지 최단거리인 직선으로 산을 빠르고 편하게 오를 수 있을까? 그렇지 않다. 산을 오르는 길은 늘 고불고불고부라져 있다. 왜냐하면 고불거릴수록 경사가 완만하여 오르기가 수월하기 때문이다.

병을 치료하는 길도 등산길과 마찬가지로 일직선이 아니다. 그길은 고불고불 고부라져 있으며 바위도 있고 골짜기도 있다. 때로는 멀리 우회하고 있는 것처럼, 때로는 되돌아가고 있는 것처럼 보이지만, 조금씩 정상에 가까워지고 있다.

'약의 부작용이 나타났다!'고 환자는 큰 소란을 피우지만, 사실 모든 약은 일정 확률로 부작용이 나타나는 법이다. 다른 약으로 바꾸었더니 깔끔하게 나았다는 사례도 있다.

먼 길을 돌아서 가고 있는 듯이 보이지만, 약이 맞는지 맞지 않는지는 사실 직접 사용해 보지 않고는 알 수 없는 일이다. 오히려 부작용이 나타난 덕분에 '몸에 맞지 않는 약'을 일찌감치

심각한 병명을 통보받은 후

* 좀처럼 병이 낫지 않는다, 병의 증상이 개선되지 않는다
* 어제와 비교해서 조금도 좋은 점을 찾을 수 없다
* 치료를 시작하고 몇 개월이 지났음에도 조금도 좋아지지 않는다
* '언제쯤 나을까?'라며 불안하다
* '지금까지 치료를 위해 노력하고 있는데, 어째서 낫지 않는 것일까' 의문이 생긴다
* 사소한 증상의 부침에 따라 일희일비해 버리고 만다
* 언제까지 통원(또는, 입원이나 복약)을 계속하면 좋을까?
* 상황을 타개할 방법은 없을까?

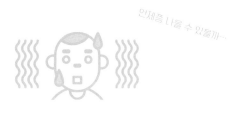

 Point

정체되었다는 것은 악화기 아니라 낫고 있다는 징후

발견할 수 있었다는 관점으로 바라볼 수도 있다.

그러나 '이런 부작용이 나타나는 약을 처방해주는 의사는 못 믿겠다'며 병원을 바꾸어 버리는 순간, 치료는 원점으로 돌아가 하나부터 다시 시작하게 된다.

새로운 의사에게 이전 병원에서 치료받았던 일이나 약의 내용을 말하지 않는 이상, 또 같은 계열의 약을 받고 다시 같은 부작용으로 고생할 뿐이다.

치료에 이르는 길에는 산도 있고 계곡도 있다. 때로는 '내리막길'(증상 악화)도 있는 것이 보통이다. 종종 증상이 악화된 듯이 보여도 그것은 당신이 잘못도 아니고 의사가 잘못한 것도 아니며 약이 맞지 않은 것도 아니다. 평범하게 병이 치료되는 과정의 일부인 것이다.

이러한 사실을 모르고 작은 증상의 변화에 일희일비하며 '아, 몸이 더 안 좋아졌어. 어떻게 하지'라며 불안한 마음에 지금 먹고 있는 약을 멋대로 끊고 병원에 가지 않는 경우가 있다. 이래서야 애써서 나아지고 있던 병세도 도로아미타불이 되고 만다.

치료 도중, 병의 증상이 오르락내리락하거나 '답보' 상태가 되는 것은 결코 나쁜 일이 아니다.

정체기는 반드시 나타나기 마련이다. 그러니 치료가 잘 되고 있는 증거라고 이해하도록 하자. 그 사실을 알고 있는 것만으로도 일일이 불안해하지 않고 적극적으로 치료에 임할 수 있다.

【 병이 낫는 방식 】

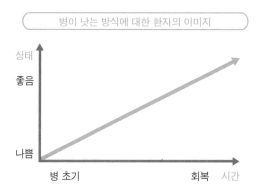

병이 낫는 방식에 대한 환자의 이미지

상태

좋음

나쁨

병 초기　　　　　　　　회복　시간

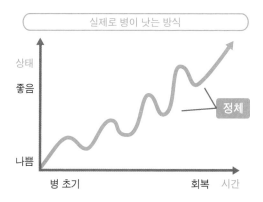

실제로 병이 낫는 방식

상태

좋음

정체

나쁨

병 초기　　　　　　　　회복　시간

✧ Point

　병은 일직선으로 낫지 않는다. 좋아지기도 하고 나빠지기도 하며 치유된다

시작이 반이다

'절대 못해'도 '할 수 있어'로 바뀐다

우울증으로 치료 중인 F씨(30대, 남성)는 밤 늦게까지 일어나 있고 아침에는 정오 가까이까지 자거나 잠에서 깨어나서도 이불 안에서 뒹굴며 지낸다. 이런 F씨에게 가장 필요한 것이 규칙적인 생활이라는 사실은 명백했다.

나는 F씨에게 말했다.

"아침에 일어나면 근처를 좀 산책해 보는 것은 어떨까요?"

"무리입니다."

F씨가 재빨리 대답했다.

"우선 5분이나 10분이라도 괜찮아요. 근처 공원에 가서 앉아 있

마음을 치유하는 7가지 비결

는 것만으로도 좋아요. 오전 중에 햇볕을 쬐면 세로토닌이 활성화됩니다. 밤에 졸음이 오기 쉬워져서 규칙적인 생활을 할 수 있을 것이라 생각해요."

이처럼 거듭해서 권했더니,

"무리예요. 아침에 일어나도 몸이 나른해서 조금이라도 뭘 할 수 있는 상태가 아니라고요! 제 상태를 모르시는 겁니까?"라며 말투가 거칠어졌다.

진찰은 2주 간격으로 이어졌다. 아침에 산책을 하도록 F씨에게 계속해서 권해 보았지만, 그는 쌀쌀하게 '무리입니다'라고 답하기만 할 뿐이었다. 나는 F씨에게 아침 산책을 권유하는 걸 그만두었다.

그로부터 3개월 후. 내원을 한 F씨의 표정이 밝았다. '컨디션이 좋아 보이는군요' 라고 했더니 F씨가 '선생님, 아침에 산책을 했더니 기분이 좋더라고요'라고 답했다.

최근 아침에 산책을 시작했더니 오전 중의 컨디션이 좋아져 밤에도 수면제에 의존하지 않고 잘 수 있게 되었다는 것이다.

나는 놀라면서도 동시에 무척 기쁜 마음이 들었다. 맨 처음에는 그렇게 반항적인 태도로 나의 권유를 거절했던 F씨가 3개월도 전의 이야기를 기억해 스스로 산책을 시작하여 아침의 습관으로 만들었기 때문이다.

사실 이러한 사례는 꽤 자주 있다.

'무리다', '할 수 없다', '하고 싶지 않습니다'라며 조언을 하거나 무언가를 권해도 싫다고 말했던 환자가 어느새 몰래 나의 권유를 실천하고 있는 경우가 말이다.

분노나 험담 등 온갖 부인 증상을 드러냈던 환자가 다른 사람처럼 의사의 조언을 정확하게 지키는 우등생 환자가 된 일도 있다.

이처럼 F씨의 행동이 크게 변화한 이유에는 바로 '거래'가 있다.

'어쩔 수 없다'는 한마디로 '정체기'를 돌파할 수 있다!

이 부인에서 수용에 이르는 과정 속에서 환자가 치료에 대해 적극적으로 바뀌는 상태가 찾아오는데, 이것을 '거래'라고 부른다.

의사와 통원이나 약을 먹는 일에 대해 약속을 하기도 한다.

실제로 계약이나 약속이 동반되는 경우도 있다. 이 책에서는 환자의 심리적인 변화를 거래라고 부르겠다.

맨 처음에는 의사나 치료에 반대하여 거부증상을 보였던 환자가, 거부만 해 봤자 병세가 좋아지기는커녕 오히려 나빠진다는 것을 깨닫는다(정체). 따라서 어떻게든 해야만 한다고 결심한다.

그래서 '어쩔 수 없지, 예전에 의사가 말했던 조언을 따라 볼까?', '할 수 없지. 약을 꾸준히 먹어 볼까?', '별 수 없지. 내 스타일대로 해 보아도 병이 나아지지 않으니까, 의사의 방법도 들어 보자'며 치료 태도에 변화를 보인다.

이 '어쩔 수 없다, ○○하자'라고 하는 심리가 바로 거래다.

정체 상태에 있어도 '어쩔 수 없다, 슬슬 아침 산책이라도 시작해볼까'라고 생각하는 순간 제자리 걸음에 머물러 있던 상황을 돌파할 수 있게 된다.

이처럼 거래 상태에 들어갈 무렵에는, 초진 혹은 통보를 받고 나서 어느 정도 시간이 흘러 있는 경우가 많기 때문에 의사와 환자 사이의 신뢰관계도 깊어져 있다. '이 선생님은 신뢰할 수 있을 것 같으니까 조언을 조금 따라 볼까'라는 마음이 생겨 지금까지 피해왔던 치료를 진지하게 마주한다.

병에 대한 불안이 적어져서 분노도 솟지 않는다. 불안이나 짜증도 일단락되어 기분도 진정된 상태다. '꼭 효과가 있을 것'이라는 긍정적인 마음으로 약을 먹기 때문에 평소보다도 약이 잘 든다.

거래 단계를 넘어서면 증상은 단번에 개선된다. 지금까지 정체되었던 상태가 거짓말이었던 것처럼, 치료라는 결승점을 향하여 마지막 힘을 다해 달려간다.

【 거래 단계에서 나타나는 반응 】

1 어쩔 수 없다, ○○해 볼까?

  * '어쩔 수 없다, 약을 제대로 먹어 볼까'

  * '어쩔 수 없다, 의사의 조언을 실천해 볼까'

2 슬슬, ○○하지 않으면 곤란하겠어

  * '슬슬, 제대로 약을 먹지 않으면 힘들어지겠어'

  * '슬슬, 본격적으로 치료하지 않으면 곤란하겠어'

3 확실히, 그럴지도 몰라

  * '의사(간호사)가 말하는 것에도 일리가 있다고 생각할 수 있
    게 되었어'

  * '이 선생님이 의외로 의지가 될지도 몰라'

  * '이 선생님은 의외로 친절하네'

  * '이 병원에서 치료할 수밖에 없어'

  * '이 선생님과 함께할 수밖에 없어'

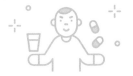

어쩔 수 없어
해 볼까!

✧ Point

  할 수 있을 것 같은 일이 있다면 일단 시도해 본다

✤ 거래에는 3단계가 있다

거래의 과정을 더욱 자세히 살펴보면 아래의 3가지 단계로 나눌 수 있다.

1. 병의 수용

먼저 자기가 병에 걸렸다고 솔직히 받아들일 수 있게 된 상태다.
'진단의 수용'이자 '병의 수용'이다.

이 순간부터 병과 쿨하게, 그리고 중립적으로 마주할 수 있다. 피하는 일도 싸우는 일도 없고 감정적이 되는 일도 없다.

'병과 싸우는 것'을 그만두고, '감정반사'(상대의 기분을 자기가 거울이 된 것처럼 반사하는 것)에서 '사고제어'로 배턴 터치가 일어난 상태라고도 할 수 있다.

이 단계에 이르면 무엇이 최선인지 냉정히 판단할 수 있게 된다.

2. 치료자의 수용

거래 단계에 들어설 무렵에는, 치료자(주치의)와는 이미 몇 번이고 얼굴을 마주했으며 신뢰감 또한 싹텄을 것이다.

마음을 치유하는 7가지 비결

맨 처음에는 '이 의사는 안돼!'나 '이 의사로 괜찮을까?'라고 생각해 치료자의 '나쁜 점 찾기'에만 몰두하고 있었는데, 어느새 '이 선생님, 상당히 친절하네', '설명을 이해하기 쉽게 하네'라며 치료자의 좋은 점으로 눈을 돌리게 된다.

그리고 '이 선생님과 함께 하자', '이 선생님을 따르자'라고 생각하게 된다. 의사와 환자의 신뢰관계가 깊어져 '치료동맹'이 맺어지는 순간이다.

지금까지 '적'으로 보였던 의사가 '실은 동료이자 마음 든든한 지원자'였다는 사실을 차츰 깨닫는다.

치료자의 수용이란 의사와 싸우는 것을 그만둔 상태다.

여기까지 왔다면 '이 병원에서 치료하도록 하자!'고 마음속에서 선언을 하고 있을 것이다.

'약을 제대로 먹고 치료해 가도록 합시다', '규칙적으로 병원에 와 주세요'라는 의사의 제안에 진심으로 '네, 알겠습니다'라고 답할 수 있다면 진정한 거래가 성립된 셈이다.

3. 치료법의 수용

치료동맹이 완성되면 회복 또한 빨라진다.

병, 치료자, 치료법을 수용한 후에 먹는 약은 환자 본인도 믿기 어려울 정도로 효과가 나타난다.

싸우기를 그만두면 그 순간부터 인간이 본래 가지고 있는 자연치유력을 발휘할 수 있게 된다. 싸움 때문에 우리 속에 갇혀 있던 자연치유력이 해방되어 자유롭게 날기 시작한다.

그렇게 해묵은 병이 단번에 치유되어 가는 것이다.

위기는 기회! 큰 사건과 큰 실패는 거래의 계기

3장의 '고독'의 예시로 소개했던 K씨에게는 이후의 에피소드가 있다.

70대 여성인 K씨는 치매가 진행되어 독신 생활이 어려운 상황이 되었다.

보건사(保健師, 보건 지도를 통해 질병 예방과 건강 유지에 공헌하는 의료전문직)와 함께 K씨의 댁을 방문하여 '도와주는 분을 고용하도록 하시죠'라며 설득했지만 K씨는 강렬한 거부감을 드러

마음을 치유하는 7가지 비결

냈다.

따라서 나는 전략을 바꿨다. 고독한 심리상태이기 때문에 초조해지지 않는 편이 좋겠다. 조금만 기다려 보자. 치매가 조금 더 진행되면 생활이 힘들어져 도움이 필요하게 된다. 그 같은 '거래의 기회가 조만간 올 것이다'라고 말이다.

기회는 의외로 빨리 찾아왔다. K씨 댁을 방문하고 3개월 정도 지난 어느 날, K씨가 부주의하게 불을 사용하여 작은 소동이 일어나고 말았던 것이다. 다행히도 근처 이웃이 바로 발견했기 때문에, 부엌이 조금 탄 정도로 끝날 수 있었다. 나는 보건사와 함께 K씨 댁을 다시 방문했다.

작은 소동을 일으켜 의기소침해 있는 K씨에게 나는 말했다.

"이 정도 화재로 끝내서 다행이에요. 또 같은 일이 일어날지 걱정스러우니 돌봐 주는 분을 고용해서 가사와 청소를 도와 달라고 하는 편이 안심하실 수 있지 않을까요?"

K씨는 아무 말없이 고개를 끄덕였다. 그 후, K씨 댁에 일을 도와주는 분이 주 2회 방문하게 되어 K씨는 아무 문제도 없이 순조로운 생활을 계속 하게 되었다.

작은 소동을 계기로 지금까지 계속 거부해왔던 지원을 받아들이기로 한 K씨. 그야말로 의사와 환자 사이에 구체적인 거래가 성립된 순간이다.

이와 같이, 크고 작은 사건이나 실패는 거래의 기회가 되는 경우가 많다.

'실패했다', '일을 저지르고 말았다'며 본인의 마음에 부담이 생긴다. '나는 병에 걸리지 않았어', '전부 나 혼자 할 수 있어', '누구의 도움도 필요로 하지 않아'라고 생각할 수 있는 근거가 무너져 정신적으로도 약해지기 때문에, 거래의 기회가 오는 것이다.

'도움은 필요 없다'고 말하면서도, 사실은 '누군가의 도움을 빌리고 싶다. 도와주면 좋겠다'는 감정은 환자 마음 깊은 곳에 숨어있다. 큰 사건, 큰 실패 후에는 '누군가의 도움을 빌리고 싶다'는 마음이 크게 부풀어 오른다.

그러므로 만약 가족이나 간병인이라면 이러한 환자의 마음을 확실히 받아들이고 지원하도록 하자.

❋ 모든 것을 잃고 비로소 깨닫는 '바닥 체험'

어떤 알코올 의존증 환자의 이야기이다.

그는 금주를 권해도 '나는 그다지 술을 마시지 않는다', '나는 알코올 중독이 아니다', '건강을 무너뜨리고 있지도 않고 아직 괜찮다'와 같은 변명을 계속하며(부인) 조언을 전혀 받아들이지 않는다.

알코올 의존증 때문에 일을 하지 못하게 되었다. 일이 없으니까 집에 있게 되고 음주량이 더욱 늘어났다. 맨 처음에는 헌신적으로 도와주었던 아내도 견디지 못하고 아이를 데리고 도망치고 말았다. 그럼에도 불구하고 그는 술을 끊을 수 없었다.

이미 몸도 몹시 약해졌고 식사도 거의 하지 않게 되었다. 그래도 술을 그만두지 않았다.

그러던 어느 날, 결국에는 피를 토해 구급차에 실려갔고, 간경변에 따른 식도정맥류 파열로 빈사 상태에 빠지고 말았다.

일을 잃고 가족을 잃고 생활도 잃고 건강도 잃고 마지막으로 생명까지 잃을 지경이 되었다.

가지고 있는 모든 것을 잃고 '맨 밑바닥'까지 떨어지고 나서야 겨우 그는 '어쩔 수 없다'며 금주를 결심했다. 거꾸로 말하면 '맨 밑바닥'까지 떨어지지 않았다면 술을 끊겠다는 결단을 내리지 못했을 것이라는 뜻이다.

크리스찬 베일이 아카데미 남우조연상을 수상한 〈파이터〉. 이 영화는 과거의 영광에 매달리며 마약을 탐닉하는 과거의 명 복서 디키, 그리고 꾸준한 노력으로 세계 챔피언을 목표로 하는 동생 미키의 유대와 함께 약물의존증 환자의 바닥 체험을 그린, 실화를 바탕으로 한 드라마다.

챔피언을 목표로 노력하는 동생 미키. 그런 미키의 코치를 맡은 과거의 명 복서인 형 디키.
그러나 디키는 마약에 빠져 연습은 물론 중요한 시합마저 지각하거나 약속을 어기는 등 엉망진창으로 행동한다. 그나마 어머니가 전부 뒤치다꺼리를 함으로써 어떻게든 지내고 있는 형편이다.
원래 사이 좋은 형제였지만, 이러한 디키의 무책임한 행동에 정나미가 떨어진 미키는 어느 날 형과의 관계를 끊고 집을 나가 새로운 코치와 함께 챔피언을 목표로 삼기로 결심한다. 그러나 가장 사랑하는 동생을 잃었음에도 디키는 마약을 그만두지 못한다.

디키는 결국 폭력사건을 일으켜 형무소에 수감된다. 과거의 명예나 영광, 동생과의 형제애, 그리고 생활의 자유. 디키는 모든 것을 잃고 말았다.

이런 디키에게 미키가 형무소로 면회를 오면서 두 사람은 화해를 한다. 그리고 디키는 '마약을 그만두자!'고 가까스로 결심하게 된다.

영화 속 디키의 사례는 그야말로 밑바닥 체험이라 할 수 있다.

파탄, 큰 실패, 큰 사건과 같은 인생의 위기는 '거래'의 기회가 되어 치료의 터닝 포인트가 될 수 있다.

'언어화'와 '표현'은 수용을 위한 처방전

✽ 표현하면 병은 낫는다

정체와 거래 단계를 빠져나가 제대로 수용에 도달하기 위해서는 어떻게 해야 할까?

그 방법을 '수용을 위한 처방전'으로 소개하도록 하겠다.

수용을 위한 처방전 ❶ 표현한다

2장에서 언어정보의 중요성에 대해 이미 이야기했지만, 언어화는 편도체의 흥분을 진정시켜 감정반사를 컨트롤한다.

언어를 통해 아는 것과 마찬가지로 중요한 것이 '자신의 마음이나 감정을 말로 표현하는 일'이다. 타인에게 이야기하거나 문장으로 써서 언화화를 하도록 한다.

이를 통해 더욱더 효과적으로 불안을 제거할 수 있다.

아이가 주사를 맞을 때 '아파, 아파'라고 큰 소리로 아우성치는 것은 매우 큰 의미가 있다.

어떤 심리실험에서 주사를 맞을 때 실험군을 '아파, 아파'라고 말하며 주사를 맞는 그룹과 아무 말도 하지 않고 가만히 참는 그룹으로 나누었다. 실험 결과 통증을 표현한 그룹은 통증을 참았던 그룹과 비교하여 느끼는 통증이 5분의 1이나 완화되었다. 그저 '아파'라고 표현하는 것만으로 '통증'의 스트레스가 누그러진 것이다.

감정표현과 유방암의 관계를 조사한 연구에서는, 감정표현을 억제하면 유방암의 발생률이 높아지고 진행이 빨라진다는 연구 결과를 얻었다. 감정을 표현하지 않는 여성은 감정을 표현하는 사람에 비해 유방암 리스크가 높아진다. 이 경향은 부정적 감정일수록 현저해서 이미 유방암에 걸린 경우는 이러한 감정을 표현하지 않으면 증상이 빨리 진행되는 것으로 나타났다.

이처럼 감정을 말로 표현하는 것은 병의 예방이나 진행을 막는 것으로도 이어진다.

말기 암 환자는 필설로는 다하기 어려운 고통을 체험하고 있다. 그러나 그 같은 맹렬한 고통도 표현에 의해서 완화된다.

임상의인 낸시 모건은 워싱턴의 암 의료센터에서 중증의 암환자를 대상으로 필기 문제를 낸 결과, 매우 큰 성과를 얻을 수 있었다.

문제는 20분이라는 정해진 시간 내에 '암이 자신들의 무엇을 바꾸었는가. 그리고 그 바뀐 점에 대해 어떻게 생각하는가'를 기술하는 간단한 것이었다.

그 결과 필기 문제 참가자의 49%가 '병에 대한 사고방식이 바뀌었다'고 답했으며 38%가 '현재 상태에 대한 마음가짐이 바뀌었다'고 답했다. 특히 젊은 환자, 그리고 비교적 최근에 암이라고 진단받은 환자에게서 스트레스가 줄어드는 효과가 나타났다.

암이라는 상상을 초월할 정도로 큰 스트레스조차 표현함으로써 경감시킬 수 있는 것이다.

수용을 위한 처방전 2 일기를 쓴다

표현하는 방법에도 여러 가지가 있다.

일기는 간단히 할 수 있는 자기표현법 중 하나로, 최근에는

SNS나 블로그 등에 글을 올리고 있는 사람도 늘고 있다. 이 같은 인터넷 미디어에 일기를 쓰는 것도 좋다.

오늘의 사건이나 생각했던 것, 느낀 점을 하루의 마지막에 적는 일기. 써 본 사람이라면 알겠지만 일기를 쓰면 가스가 빠져나간 것처럼 마음이 상쾌해짐을 느낀다.

일기로 감정이나 사고를 자신의 마음 바깥에 기록함으로써, 내면에 지고 있던 무거운 짐을 내려놓거나 고민을 끊을 수 있다.

일기에는 틀림없이 '치유'의 효과가 있다. 정신의학의 심리요법 중에 '일기요법'이 있다는 사실이 그것을 증명한다.

일기요법은 신경증, 우울증이나 알코올 의존증, 약물 의존증 환자에게 자주 사용된다. 환자는 그 날의 일과 그에 대해 어떻게 느꼈는지, 그리고 무엇을 생각했는지를 일기장에 정리하여 주치의에게 제출한다. 그리고 주치의는 그 일기장을 읽고 코멘트를 적어 돌려준다. 환자와 주치의와의 교환일기 같은 것이다.

환자는 자신의 행동이나 마음을 엮어 쓰게 되면서 스스로를 직시한다. 그리고 주치의는 그 일기 속에 나타나는 잘못된 사고방식, 행동 등을 골라서 면담 시에 환자 본인에게 이야기함으로써, 환자가 자기 통찰과 반성을 더더욱 진행해 갈 수 있도록 돕는다.

일기요법은, 자기 통찰을 향상시키는 데 있어 매우 유익한 치료법으로 알려져 있다.

수용을 위한 처방전 ❸ '회복하는 법'을 배운다

이미 그 병을 극복한 사람의 이야기에 귀를 기울이면, 환자는 회복 후의 모습을 그릴 수 있는 것은 물론 '지금 내가 어느 지점에 있는지'를 알 수 있게 된다.

나는 7년 전쯤 후지산을 등반한 적이 있었다. 그 반년 전에도 산을 올랐었기 때문에 2년 연속으로 후지산을 등반하게 된 것이다. 그런데 두 번째의 등반은 첫 등산과 비교해서 믿을 수 없을 정도로 편했기 때문에 놀랐던 기억이 있다.

이미 한 번 산에 올라갔었기 때문에 어디에 바위가 많아 오르기 어려운가, 경사가 심한 곳은 어디인가, 산장은 어디에 있고 어디에서 휴식을 하면 좋을지 전부 알고 있었다. 그 때문에 페이스 분배 역시 잘 할 수 있었다.

첫 번째 등산에서는 '이 앞은 어떻게 되어 있을까? 이 험한 암벽은 얼마나 이어지고 있을까? 지금보다도 경사가 심해지는 것일까?'라며, 앞으로의 여정에 대해 여러 부분을 억측하며 제멋대로 불안해했었다.

병의 치료는 등산과 같은 것이다. 정상까지의 과정을 자세히 알고 있으면 위험은 미리 회피할 수 있고, 보다 편하게 보다 안전한 방법으로 산을 오를 수 있다. 병을 극복한 사람의 이야기는 등산용 지도에 해당한다.

만약 우울증에 걸렸다면, 우울증을 극복한 사람이 쓴 투병기록이나 수기를 읽는 것도 좋겠다. 처음 나타난 증상부터 병원 진료, 약을 먹기 시작하여 나타난 부작용이나 효과가 나타나지 않아서 다른 약으로 바꾸었다는 이야기, 가족의 지원으로 용기를 얻고 서서히 병이 좋아져 집에서 나와 산책을 할 수 있게 되거나, 사람과 만나는 것이 고통스럽지 않게 되며, 약 1년에 걸쳐 우울증을 극복할 수 있게 되었다고 하는 전체적인 흐름. 책을 읽음으로써 병의 시작부터 극복할 때까지의 흐름을 스토리로 이해함으로써 지금 자신이 어느 부근에 있는지를 알 수 있다.

치료할 때까지의 경과, 즉 '회복하는 법'을 알고 있는가 아닌가에 따라 하늘과 땅만큼의 차이가 나타난다.

예를 들어, 우울증이라면 ≪남편이 우울증에 걸렸어요≫라는

만화를 추천한다. 만화가인 호소카와 텐텐(細川貂々)이 우울증에 걸린 남편의 상태를 관찰하여 웃음이 있는 유머러스한 만화로 완성한 작품이다. 책을 읽는 것이 힘들다면 미야자키 아오이(宮崎あおい), 사카이 마사토(堺雅人)가 주연한 영화 〈남편이 우울증에 걸렸어요〉(2011년)를 보는 것도 좋겠다.

대형 서점의 의학 코너에 가면 이 같은 투병기 및 수기가 여러 권 진열되어 있으므로, 그 중에서 자기의 병이나 증상에 맞는지 확인한 뒤 마음에 드는 것으로 하나 골라 보도록 하자.

만약 당신이 입원 중이라면, 퇴원을 앞둔 환자에게서 병을 극복한 체험담을 들을 수도 있다. 당신이 걸린 병의 '선배'로부터 여러 이야기를 많이 듣도록 해보자.

각각의 병에 대한 자조모임(self-help group)이나 환자모임 등이 각지에서 개최되고 있고, 직접 병을 극복한 사람의 강연도 있다. 인터넷에서 '암 극복 강연회', '우울증 극복 강연회' 등등으로 검색해 보면 쉽게 정보를 얻을 수 있다.

직접 이야기를 듣는 것은 책을 읽는 것보다 훨씬 마음에 닿기 때문에 치료까지의 과정을 생생하게 이미지로 그릴 수 있다. '좀처럼 병이 낫지 않는다'고 고민하는 당신에게 용기를 북돋아 줄 것이다.

수용을 위한 처방전 4 증상을 수치화한다

'컨디션은 어떤가요?'라고 물으면 '최악입니다', '참을 수 없어요', '밑바닥입니다', '죽고 싶을 정도입니다'라며 극심한 괴로움을 토로하는 환자가 있다.

나는 그 환자에게 '가장 컨디션이 나빴던 상태가 0점, 건강하게 생활했던 상태를 100점이라고 한다면, 오늘은 몇 점입니까?'라고 물어보았다.

그러자 환자는 '10점입니다'라고 말했다. 나는 내심 놀랐다. 평소의 표현대로라면 지체 없이 '0점'이라고 말할 것이라 생각했기 때문이다.

내가 '0점은 아니니까 '최악', '밑바닥'까지는 아니네요'라고 말하니 '뭐, 그렇게 심하지는 않습니다'라고 답을 한 것이다.

이처럼 매 진찰 때마다 수치화를 계속해가니 희한하게도 '오늘은 최악입니다'라는 말을 쭉 해왔던 환자의 컨디션 점수가 '20점'이 되고 '30점'이 되더니 어느 새 '70점' 수준까지 높아졌다.

주관적으로 평가하면 '최악'인 증상도 수치화를 함으로써 보다 객관적으로 관찰할 수 있게 되어, '증상이 개선되고 있다'는 사실을 스스로 깨달을 수 있게 된다.

단, 자신의 증상을 수치화한 경우에는 반드시 '기록'을 병행하도록 한다.

별도로 수치를 기록하지 않으면 수치화를 하는 의미가 사라지게 된다. 수치를 기록함으로써 경과를 뒤돌아볼 수 있게 된다. 1개월 전과 비교하여 좋아지고 있다고 스스로가 알아채기 위해서는 이러한 기록이 반드시 필요하다.

하루의 마지막에 오늘 있었던 일들을 되돌아보고 자신의 하루의 상태를 100점 만점으로 평가하여 노트나 수첩 등에 꾸준히 기록해 두자. 그 때, 오늘 하루 있었던 일들도 포함하여 기록하면 좋을 것이다.

자신의 기분이나 컨디션을 꾸준히 기록해 감으로써, 다양한 정보를 얻을 수 있다.

'증상이 전혀 나아지지 않았다고 생각했는데 3개월 전에는 상태가 더 심각했구나'라거나 '외출한 다음날은 컨디션이 나빠지기 쉽구나'와 같은 식으로 말이다.

매일의 기분, 컨디션을 숫자로 기록해 둠으로써 누구라도 증

마음을 치유하는 7가지 비결

상의 개선이나 변화를 자각할 수 있게 된다. 그러한 기록에 따라 '조금씩 좋아지고 있어!'라고 실감할 수 있다면 이는 참으로 좋은 일이다. 이미 '정체'의 단계에서 탈출하고 있는 것이므로 결승점이 가까울지도 모른다.

수용을 위한 처방전 5 웃는다

이는 '고독'이나 '분노'에 대한 대처법으로도 효과적이다. 그러나 느닷없이 '평소에도 웃는 얼굴을 만들자!'는 말을 듣는 들 실천하기에는 다소 무리가 있다.

마음에 여유가 없으면 웃을 수 없지만, 웃음으로써 마음에 여유도 생겨난다.

'부인' 단계에서 '수용' 단계로 발을 들이밀면 마음에 여유가 조금이나마 생겨난다. 그 때 의식적으로 '웃는' 연습을 해 보는 것도 좋다.

최근의 연구에서는 웃음으로써 다양한 효과를 얻을 수 있다는 사실이 밝혀졌다(185페이지 참조).

웃음으로써 도파민, 엔도르핀, 세로토닌, 옥시토신 등 소위 '행복물질'이라 불리는 몸과 마음에 좋은 뇌내물질이 분비되고,

반대로 코르티솔 같은 스트레스 호르몬이 억제되어 스트레스 완화에 작용한다. 결과적으로 면역력을 높여 통증을 완화하고 각종 질환 개선에 작용하며 기억력 또한 높여준다. '웃는 것'만으로 헤아릴 수 없는 건강효과를 얻을 수 있다. '웃음'은 만병의 약인 셈이다.

'웃으면 복이 온다'고 하는 말은 뇌과학적으로도 옳은 속담이다.

웃는 얼굴을 만드는 것만으로도 행복물질인 도파민이 분비되어 여태까지 느껴온 '괴로움'을 흔적도 없이 지워준다.

또한 무표정한 얼굴보다는 웃는 얼굴이 커뮤니케이션을 원활하게 하기 때문에 인간관계 역시 잘 풀리게 한다. 웃는 얼굴에는 커뮤니케이션 촉진 효과가 있는 것이다.

아무튼 중요한 사실은 웃는 얼굴을 억지로라도 만드는 것이다. 나무젓가락을 입에 무는 등 입 끝을 물리적으로 들어올리는 '억지 미소'만으로도 행복물질이 분비된다. 즉 '억지 미소'나 '웃는 얼굴 트레이닝'을 통해서도 평범하게 웃을 때와 동등한 효과를 얻을 수 있다.

이처럼 의식적으로 웃는 시간을 늘림으로써 괴로운 상황을 즐겁게 바꿀 수 있다.

수용을 위한 처방전 **6** 커뮤니케이션으로 치유된다

'수용'을 향해 나아가는 과정에서 마음이 열린다. 그리고 마음이 열리면 커뮤니케이션을 하고 싶어하는 경향이 나타난다.

'혼자 내버려 두면 좋겠다'는 고독한 상태에서, '사람들과 이어지고 싶다', '사람을 만나고 싶다'며 마음이 차츰 열리게 된다. 이는 병의 증상이 개선되고 있음을 나타내는 중요한 징후라고 할 수 있다.

【 웃는 얼굴의 효과 】

① 면역력이 높아진다

* 암 세포를 죽이는 NK세포가 활성화된다
* 뇌 내 엔도르핀 농도가 상승하여 면역력이 높아진다
* '웃음'은 교감신경에서 부교감신경으로 스위칭(변환)하기 때문에, 자주 웃음으로써 자율신경의 밸런스가 조화를 이루어 면역력이 높아진다

② 스트레스가 완화된다

* 스트레스 호르몬인 코르티솔이 저하된다

* 긴장을 풀어주어 세로토닌이 활성화된다

* 웃는 얼굴로 있는 것만으로 스트레스가 경감되고 스트레스를 받았을 때의 회복도 빠르다

③ 통증이 완화된다

* 15분의 웃음으로 통증 허용 레벨이 10% 상승한다. 웃음에 의해서 진통물질인 엔도르핀이 분비되기 때문이다

④ 각종 신체증상에 효과가 있다

* 웃으면 혈관이 열리고 혈압이 저하되어 심장에 좋은 영향을 미친다

* 웃음은 혈당치의 상승을 억제한다

* 웃음은 변비를 해소한다(자율신경의 밸런스가 조화를 이루기 때문. 웃으면 복압이 가해지는 것도 이유 중 하나다)

⑤ 기억력이 향상된다

* 코르티솔이 억제됨으로써 해마의 뉴론 손실이 감소하여 기억력이 향상된다

* 웃음으로써 뇌파의 알파파가 증가하여 긴장을 푼 상태가 되

어 집중력, 기억력이 높아진다

⑥ 행복해진다

* 행복물질인 도파민, 쾌락물질인 엔도르핀이 분비되기 때문에, 즐겁고 행복한 기분이 된다
* 웃는 얼굴인 사람은 30년 후의 행복도가 높다

⑦ 긍정적인 사고방식이 된다

* 웃는 얼굴을 만들어 입 끝을 끌어올리는 것만으로 사고방식이 긍정적으로 바뀐다

⑧ 타인을 치유한다

* 웃는 얼굴을 지으면 나와 타인 모두에게서 옥시토신이 분비되어 자신은 물론 상대도 치유할 수 있다
* 웃음으로써 뇌파의 알파파가 증가하여 긴장이 풀리고 집중력, 기억력이 높아진다

⑨ 장수한다

* 만면의 웃음을 띠고 크게 웃는 얼굴을 하는 사람은 그렇지 않은 사람보다 7년 오래 산다

✧ Point

'웃는 얼굴'은 건강에 매우 좋다

만약 사람을 만나고 싶다는 기분이 들기 시작했다면, 타인과 만날 기회를 차츰 늘려가는 것이 좋다. 입원 중이라면 친구나 직장동료, 친척 등에게 병문안을 와 달라고 부탁한다. 또는 쌓아놓았던 메일이나 메시지 등에 답장을 한다. '쓸쓸하니까 병문안 좀 와줘'라고 말하는 것은 쑥스러운 일일 것이다. 하지만, 메일이나 메시지를 주고받는 가운데 '최근에 조금 건강해졌어'같은 내용을 쓰면 상대방에서 먼저 '병문안 갈까?'라는 식의 이야기가 자연스럽게 나오게 된다.

입원을 하고 있지 않다면 친구와 점심을 먹으러 간다. 차를 마시며 이야기를 즐긴다. 이러한 커뮤니케이션이 당신 '치유'해준다.

사람과의 만남을 통해 '아, 사람들이 나에 대해 이렇게 걱정해주고 있구나', '직장에서도 나를 모두 걱정해주고 있구나'라는 사실을 알게 된다. 나는 '고독'하지 않았어. 고립되어 있지 않았어. 다른 사람들이 지지를 해주고 있어! 이처럼 관계를 실감함으로써 매우 큰 '치유'의 효과를 얻을 수 있다.

주위의 지지가 충분하고 사회적인 관계가 많은 사람은 좌절로부터 재기할 능력이 매우 높으며 수명 또한 길다는 사실이 밝혀졌다. 이러한 '관계'가 병에 좋은 영향을 미친다는 사실은 과학적으로도 많은 데이터가 증명하고 있다.

어떤 연구에 따르면, 심장발작을 일으킨 후 6개월간을 감정적인 면에서 주위의 지지를 받은 사람은 그렇지 않은 사람에 비해 생존율이 3배나 높았다. 또 다른 연구에서는, 유방암을 지원하는 그룹에 참가한 환자가 참가하지 않은 다른 환자에 비해 수술 후의 수명이 2배나 길었다.

'주위로부터의 지지', '관계'는 흡연, 고혈압, 비만, 정기적인 운동 등이 수명에 비치는 영향만큼이나 크다는 사실도 증명되고 있다.

우리들이 '관계'에 따른 애정을 느낄 때 몸에서는 '애정 호르몬'이라 불리는 옥시토신이 분비된다. 옥시토신에는 치유 효과와 더불어 혈압을 내리는 등의 릴랙제이션 효과, 면역력을 높이는 효과 등이 있어 건강에 매우 유익하다.

'관계'가 있는 사람은 장수하고 '고독'한 사람은 병에도 걸리기 쉬워지며 수명도 짧다. 그 원인은 옥시토신 분비와의 관련이 있는 것으로 나타났다.

관계는 우리들의 병을 치유해준다. 특히 정신 질환의 경우 병이 개선되기 위해서는 '긴장 완화'가 중요하기 때문에 긴장 완화 효과가 높은 옥시토신의 분비는 매우 큰 치유 효과를 기대할 수 있다.

반려동물과의 접촉에 의해서도 옥시토신이 분비된다. 이를 활용한 것이 바로 '펫 테라피'이다. 펫 테라피를 통해 입원 중인 고령자의 고독감이 치유되고 우정이나 안도감을 느끼는 효과가 나타났다. 또 반려동물을 돌봄에 따라 자기효력감 역시 높아졌다. 호스피스 환자의 경우에는 불안이나 실망감이 줄어 행복감이 높아졌다. 우울 경향이 강한 사람에게는 그 경향이 줄었으며, 정서장애아나 학습장애아의 경우 자신감이나 자존감이 향상되었다는 보고가 다수 있다.

'사람과의 교류는 어렵다'라고 말하는 사람이라도 반려동물과의 교류에 따라 얼마든지 치유 효과를 얻을 수 있는 것이다.

만약 '사람과 만나는 것이 내키지 않는다, 그리고 싶지 않다'는 마음이 강하다면, 아직 '커뮤니케이션을 넓힐 수 있는' 수준까지 회복되지 않았다는 것이므로 무리해서 사람과 만나는 일은 피하도록 한다.

사람과 만나고 이야기하기 위해서는 생각보다 많은 에너지가 필요하기 때문에, 무리하게 사람과 만나면 문병객이 돌아간 후에 '피곤하다'고 느끼는 일이 일어나기도 한다.

'사람과 만나고 싶다'는 마음이 들었다는 것은 병이 상당히 개선되고 있다는 증거다. 무리하지 않는 범위에서 가족, 친구, 지인과의 교류를 조금씩 늘려가도록 한다.

'사람과 만나서 즐겁다!'고 느껴진다면 옥시토신이 분비되고 있을 것이다. 이처럼 커뮤니케이션은 당신의 병이 나아지도록 지원해 주고 있다.

'타인에게 이야기한다', '일기를 쓴다', '감정을 써 낸다', '웃는다', '커뮤니케이션'.

이들을 한마디로 정리하면 '표현한다'는 것이다.

고독하게 병과 싸워도 병은 좋아지지 않는다. '괴롭다', '고통스럽다'는 상황을 혼자서 참아도 병은 낫지 않는다.

다른 사람과 이야기하고 자신의 마음 속을 꺼내어 표현한다. 커뮤니케이션에 의해 치유되어 몸과 마음이 편안해지는 경우는 많다. 또한, 그렇게 함으로써 자기자신을 객관적으로 볼 수도 있다.

나아가 '표현함으로써' '병이 좀처럼 낫지 않는다'는 상황을 극복하여 수용 단계로 나아갈 수 있다.

표현하면 병은 낫는다.

마음을 치유하는 7가지 비결

◆ 작은 증상이 나타나고 사라지는 것에 일희일비하지 않는다.

◆ 감정을 말로 표현한다. '말한다', '쓴다' 같은 행동을 통해 가스를 뺀다.

◆ 일기를 쓴다. 말로 표현하는 것을 습관으로 만든다.

◆ 투병일기 등 자신의 병에 대한 책을 읽는다.

◆ 오늘의 컨디션, 기분을 100점 만점을 기준으로 기록한다.

◆ 웃는다. 매일매일의 생활에서 웃음을 늘린다.

◆ 교류한다. 사람과 만난다. 커뮤니케이션을 늘린다.

6장

가족이
'다가서면'
병은 낫는다

가족은 환자를
어떻게 대하면 좋을까

◈ '가족의 대응'에 따라 상황은 크게 바뀐다

고독이나 분노 등을 일으키는 '부인의 단계'에서는 환자 본인도 힘들지만, 사실 가장 힘든 것은 가족들이다. 대부분의 부인은 시간이 해결해 주지만, 가족의 대응에 따라 부인의 단계가 길어지거나 단축될 수 있다.

이번에는 고독이나 분노 등으로 인해 대응하기 어려운 환자를 주위 사람들이 어떻게 대처해야 하는지에 대해 설명해 보도록 하겠다.

덧붙여 여기에서 말하는 '주위 사람들'이란 주로 환자의 '가족'이지만 직장 동료, 의사나 간호사 등 의료관계자도 포함한다.

따라서 이 대처법은 친구나 지인이 병에 걸렸을 때도 얼마든지 응용할 수 있다.

가족이 가장 먼저 힘들어하는 것은 환자가 병원에 가지 않거나 의료적인 지원을 거부할 때이다. 하지만 고독한 심리에 빠진 환자가 마음의 문을 열지 않으면 병의 치료는 시작할 수 없다.

인사하는 것만으로 마음의 문이 열린다

부인이나 거부 상태가 강한 환자는 마음의 문이 굳게 닫혀 있다. 따라서 우선은 환자의 닫힌 마음을 조금이라도 열 수 있도록 해야 한다.

가장 중요한 것은 인사다.

정신과에 입원한 환자를 자세히 관찰하면 인사를 통해 환자의 상태를 크게 3가지 단계로 분류할 수 있다.

막 입원한 환자에게 '안녕하세요'라고 인사했을 때 대부분은 마음의 문을 닫고 답하지 않는다. '인사를 해도 돌아오지 않는' 상태가 1단계이다.

그럼에도 매일 '안녕하세요'라고 꾸준히 말을 걸다 보면, 어느 순간부터 환자에게서 '안녕하세요'라는 인사가 돌아온다. 2단계에 진입했다고 볼 수 있다.

이러한 변화는 무척 중요하다. 환자가 마음의 문을 조금이나마 열고 고독의 상태에서 벗어났음을 의미하기 때문이다.

마지막으로 환자의 증세가 개선되어 퇴원이 가까워질 무렵에는, 내가 병동에 들어선 순간 환자 쪽에서 먼저 '안녕하세요'라고 인사를 건넨다. 이렇게 환자가 먼저 인사를 건네는 상태가 3단계다.

3단계까지 오면 환자의 퇴원은 얼마 남지 않았다고 볼 수 있다. 스스로가 적극적으로 다른 사람과 접하고 싶다고 하는 마음이 생겨나 긍정적인 자세로 타인과 접하게 됨으로써, 커뮤니케이션에 따른 치유를 할 수 있게 되는 것이다.

이처럼 인사에는 환자의 병의 증상과 마음의 상태가 완벽하게 반영된다.

설령 마음을 전혀 열어주지 않는 환자가 있더라도 계속해서 인사를 건네는 것은 무척이나 큰 의미를 지닌다. 따라서 환자를 만날 때마다 웃는 얼굴로 인사를 하다 보면, 조만간 건넨 인사가 돌아오는 날이 반드시 찾아올 것이다.

인사를 통해 타인의 친밀도를 3단계로 분류하는 법은 환자가 아닌 사람에게도 응용할 수 있다. 직장에서 당신을 싫어하는 느낌이 드는 사람일지라도 일단 '인사'에 답해준다면 당신을 심각한 수준으로 싫어하는 것은 아니라고 할 수 있다. 누군가 스스럼없이 인사를 건넨다면 당신에 대해 마음을 열고 있는 셈이다.

초조해지지 말고 기다린다! '집에 틀어박혀 있던 상태'가 나았다

고독한 심리에 빠져 있는 환자와 접할 경우에는 그 타이밍이 매우 중요하다.

대부분의 사람들은 자신의 편한 시간, 편한 타이밍에 환자를 방문하거나 만나려 하지만, 그것이 꼭 '환자에게 좋은 타이밍'이라고는 할 수 없다.

이해하기 쉽도록 구체적인 예를 들어 보도록 하자.

고등학생인 F군은 6개월 이상이나 방에 틀어박히면서 학교만이 아니라 외출조차 하지 않게 되었다. 이를 걱정한 어머님이 혼자서 병원에 방문했고, 상담에 응한 나는 환자가 틀어박혀 있을 때 일반적으로 어떻게 대응하면 좋을지 그 대처법에 대해 알려드렸다.

수개월 후, 어머니를 통해 '컨디션이 좋은 날이 있으면 한 번 병원에 와 주면 좋겠다'는 메시지를 F군에게 전달했다. 그러자 1개월 후에 F군이 어머니와 함께 내원을 한 것이 아닌가! 최근 수개월 동안 한 번의 외출조차 하지 않았던 F군이 큰 결심을 하고서 병원으로 찾아왔다는 사실에 나는 놀랐다.

반년 이상이나 고독한 상태로 지냈던 F군에게는 '상담하고 싶다'는 마음이 움트고 있었을 것이다. 그는 내가 하는 몇 가지 질문에 말을 고르면서 천천히 대답했다.

약 한시간 정도 이야기를 나누고 나서 내가 말했다. '월 1회라도 좋으니까 병원에 다니지 않겠어요?'

물론 F군은 통원에 강한 거부감을 드러냈다. 이 날도 겨우 몇 개월만의 외출에 불과했던 데다가 나와도 첫 대면이었으니 당연한 반응이기도 했다.

그래서 나는 작전을 바꾸었다.

마음을 치유하는 7가지 비결

"내 외래 시간은 월, 수, 금 오전이에요. 만약 무슨 일이 있으면 이날 중에 언제라도 상담에 응할 테니까 편하게 와줘요."

당시 F군은 아무 말이 없었다.

그로부터 2개월 정도 지난 어느 날, F군이 훌쩍 나타났다. 그리고는 '마음이 내켜서 최근의 상태를 이야기하고 싶어 왔어요'라고 말하는 것이다.

나는 이 사실에 깜짝 놀랐다. '상담하러 와요'라고 말했지만 사실 오지 않아도 본전라고 생각하고 있었기 때문이다. 이렇게 빨리 와줄 것이라고 생각지도 못했다.

상담을 시작한 F군은, '최근에는 조금씩 외출을 할 수 있게 되었다', '가족과 함께 밥을 먹을 수 있게 되었다'고 하는 무척이나 긍정적인 이야기를 들려주었고 나는 그 말에 안심할 수 있었다.

마음의 문을 힘으로 열려고 하면 할수록, 상대는 옹고집을 부려 강하게 닫아 버리는 법이다.

의사나 의료종사자, 행정, 가족의 타이밍이 아닌 환자 본인의 타이밍을 기다린다면 마음의 문을 반드시 열 수 있다.

중요한 것은 '언제라도 상담에 응하겠습니다'라며 환영하는 자세를 분명히 해 두는 일이다. 그리고 환자가 움직였을 때 언제라도 받아들일 수 있도록 준비해 두는 것이다.

그러나 무엇보다, 환자 본인을 재촉하지 않고 기다리는 자세가 중요하다.

환자와 애정이나 우정이 깊을수록 '바로 낫게 해주고 싶다!'며 나도 모르게 초조함을 느끼거나 힘이 들어가고 만다. 초조해지지 않고 환자를 기다리는 일은 치료에 매우 도움이 되는 방법이다.

마음을 치유하는 7가지 비결

병이나 환자와 싸우지 않는다

: '부인'을 대하는 가족의 처방전

환자나 병과 싸우지 않는다

병에 걸린 환자는 의사만이 아니라 가족을 비롯해 주변에 대해서도 부인하는 상태에 빠진다. 이 때, 환자를 지지하는 가족으로서 조심해야 할 것이 있다. 따라서 '부인에 대응하는 가족 처방전' 3가지를 소개해 보도록 하겠다.

부인에 대응하는 가족 처방전 ❶ 동요하지 않는다

남성 A씨는 자살미수로 구급차에 실려왔다. 다행히 생명에 이상은 없었지만 남편의 증상을 설명하기 위해 아내인 B씨에게 함께 방문하라고 했다. 나는 두 사람을 앞에 두고 'A씨는 우울증입니다'라고 설명했다.

그 순간 B씨는 정신없이 울었다.

"어째서 이런 일이 생긴 거야! 왜, 지금까지 입다물고 있었어?!"

B씨는 남편이 우울증으로 괴로워하고 있다는 사실을 전혀 몰랐기 때문에 '남편이 우울증 때문에 자살을 시도했으나 미수에 그쳤다'는 현실에 직면하여 울어버리고 만 것이다.

B씨의 이성을 잃은 모습과 A씨의 '어떻게 하면 좋을지 모르겠다는 듯' 매우 곤혹스러운 표정이 인상적이었기 때문에, 20년 정도 전의 일임에도 꽤나 생생하게 기억하고 있다.

그런데 사실 B씨와 같은 노골적인 감정반응은 환자 본인 앞에서는 피해야 한다.

병이 걸린 환자는 안 그래도 '가족에게 폐를, 그리고 걱정을 끼치고 싶지 않다'는 마음을 강하게 품고 있다.

자신이 병에 걸린 탓에 가족이 울거나 허둥거리거나 하는 모습을 눈앞에서 본다면 어떻게 생각할까?

'이 이상 가족에게 걱정이나 폐를 끼쳐서는 안 된다'고 생각할 것이다. 그래서 몸 상태가 나빠도 따로 알리지 않게 될뿐더러 아프더라도 그 사실을 말하지 않게 된다. 끝내는 병에 관해서는 일절 가족에게 의논하지 않게 된다.

표현은 치유이다. 반대로 '괴롭다', '고통스럽다', '아프다'고 말하지 못하는 상황은 과도한 스트레스로 이어진다. 결과적으로 '참는다', '마음을 닫는다'고 결심하고는 환자 스스로 고독한 상태를 강화하고 만다.

따라서 가족이 동요하는 것은 백해무익하다. 가족이 동요하면 환자에게도 그 동요가 전해져 한층 불안이 강화된다. 환자의 증상이 악화되어 걱정하는 마음은 이해하지만, 가족이 동요하거나 감정적이 되지 않고 침착하게 행동해야 환자의 불안이 사라진다.

부인에 대응하는 가족 처방전 **2** 초조해지지 않는다

부인은 일반적으로 환자 본인에게 나타나지만 때로는 가족에게서 강하게 발현되기도 한다.

'내 자식이 병에 걸렸어! 반드시 고쳐야만 해. 가능하면 이 지역에서 가장 좋은 병원에서 진찰을 받게 하고 싶어. 이 병원의 의사로 괜찮을까? 좀 더 큰 병원에서 진찰을 받게 해야만 해. 부작용이 나타나는 약을 처방하는 의사는 신뢰할 수 없으니까

병원을 바꾸자!'

환자 본인은 '이 병원에서 치료하자'고 생각하고 있는데도, 명백하게 동요한 부모나 가족들이 '이 병원은 안 돼', '이 의사는 소용없어', '간호사의 대응이 최악이야'라며 환자에게 부정적인 감정을 불어넣는다. 결과적으로는 '좀 더 좋은 병원이 있으니까'라며 거의 반강제적으로 병원을 옮기기를 희망하는 경우도 종종 있다.

설령 환자와 의사 사이에 겨우 신뢰관계가 생기기 시작했더라도, 이 같은 가족의 반응은 둘 사이의 신뢰관계를 모두 망쳐 버리고 만다.

의사와 가족과의 사이에서 환자가 이러지도 저러지도 못하게 되어 지나친 스트레스를 느끼게 된다. 이렇게 되면 병을 치료하는 것은 고사하고 오히려 증상을 더욱 악화시키고 만다!

물론 가족들에게 악의는 없다. '마음속 깊이 진심으로 걱정하고 있기'에 더더욱 편도체가 지나치게 흥분하고 공포나 불안에 지배되어 올바른 판단을 내리지 못하게 되는 것이다.

환자는 강한 불안에 휩싸여 있는 경우가 대부분이다. 그럴 때 가족이 초조한 모습을 보이거나 당황한다면, 환자의 불안이 한층 강화된다. 이는 불에 기름을 붓는 격으로, 결과적으로 병의 치유를 방해하고 만다.

가족의 마음이 안정되어 있으면 환자의 치유는 매우 빨라진다.

부인에 대응하는 가족 처방전 ❸ 환자와 싸우지 않는다

가족이나 의료관계자, 행정관계자 등이 강한 분노나 고독의 상태에 있는 환자와 싸우고 마는 일이 자주 있는데, 이러한 다툼은 최악의 결과를 가져온다.

환자는 '적'이 아니다. 그러므로 절대 환자와 적대관계가 되어서는 안 된다.

의사가 환자에게 입원을 권한다. 하지만 환자는 입원을 거부한다. 그러고 나면 가족들은 '어째서 입원하지 않는 거야! 지금 당장 입원해!'라며 감정적이 되고, 환자와 가족과의 사이에 큰 싸움이 시작된다. 이때 환자는 더욱 감정적으로 변해 옹고집을 부리며 입원을 더욱 강하게 거부한다.

환자와 싸워서는 안 된다.

'싸움' 모드에 들어가면 분노, 공포, 불안이 작용하여 편도체가 흥분한다. 이렇게 되면 환자는 이쪽의 제안을 절대로 받아들이지 않게 된다.

감정은 전염된다. 가족이나 환자와 관련이 있는 사람들이 분노나 공포, 불안을 느껴버리면, 환자에게 악영향을 주고는 한층 더 부인을 강화하게 된다.

환자를 설득하기 위해서는 환자를 '안심'시켜야 한다. 그러므로 눈앞에 있는 환자를 안심시키는 태도로 말을 건넨다. 한 번으로 무리라면 시간을 두고 2번, 3번 반복한다. '환자를 어떻게든 해야만 한다'며 지배하려고 들어서는 안 된다. 환자를 조종하려고 할수록 치료는 허사가 되고 만다.

환자와는 싸우지 않는다. 환자의 마음에 '다가서는 것'만으로도 충분히 괜찮다. 그 마음이 전해지면 환자는 우리를 '적'이 아니라 '내 편'이라고 인식하게 된다. 그리고 나서야 비로소 안심을 하게 되는 것이다.

환자의 치료 초기에 가족이나 주변 사람들이 해야 할 대응을 한마디로 정리하자면 '당황하지 않는 것'이다.

환자 본인만이 아니라 가족도 병과 싸우지 않는 것이 환자의 병을 가장 빨리 고치는 지름길이다.

너무 필사적이 되지 않는다

: '수용'을 지지하는 가족의 처방전

✿ 환자에게 아무런 도움이 되지 못한다고 느낄 때

병에 걸린 환자는 시간이 지나면 부인의 상태에서 머지않아 수용의 상태로 바뀌게 된다.

이럴 때는 가족으로서 어떻게 대처해야 할까? '수용을 돕기 위한 가족 처방전'을 소개하도록 하겠다.

수용을 돕는 가족 처방전 ① '다가서는 것'만으로도 좋다

가족이 암 등의 중병에 걸렸을 때 '나는 가족을 위해 아무것도 하지 못한다'는 무력감을 견디지 못하고 자신을 비난하거나 침울해지는 경우가 자주 있다.

이러한 사람들이 보았으면 하는 것이 바로 〈레스트리스〉(2011)라는 영화이다.

교통사고로 부모님을 잃고 마음에 상처를 입은 소년 에녹은 어느 날 앳된 소녀 애나벨과 만나게 된다. 두 사람은 금세 사랑에 빠지지만, 에녹은 애나벨이 암을 앓고 있으며 남은 생명이 고작 몇 개월이라는 사실을 알게 된다.

될 대로 되라는 식으로 살아왔던 에녹은 예전부터 죽음에 사로잡혀 있었지만, 애나벨과의 만남에 따라 조금씩 변화해 간다. 삶을 의식하고 삶의 기쁨을 깨닫기 시작한 것이다.

한편 죽음이 다가온 애나벨은 지금 이 순간을 소중히 하며 필사적으로 살아가려 한다.

병에 걸렸다는 사실을 잊게 만드는 애나벨의 환한 웃는 얼굴을 보고 있으면 가슴이 찢어질 것 같다.

고등학생 정도의 어린 두 사람이 과연 죽음을 어떻게 받아들이는가. 마지막 15분은 눈물 때문에 영화를 제대로 볼 수 없었다.

병이 진행되어 애나벨의 남은 생명이 짧아져 간다. 그러나 에녹은 아무것도 하지 못한다. 그저 애나벨과 함께 있을 뿐이다. 그가 할 수 있는 일이라고는 '다가서는 것'밖에 없는 것이다.

에녹은 애나벨을 위해서 아무것도 하지 못하는 스스로를 비난하고 분노한다.

이 영화를 보는 도중에 20년 전의 기억이 선명하게 되살아났다. 애나벨과 나이도 병도 거의 비슷한 소녀를 담당했던 일이 떠올랐던 것이다.

정신과 의사가 된 지 2년째의 일이었다.

백혈병에 걸린 16세의 소녀가 우울증 때문에 자살까지 생각하게 되어 내가 상담을 하게 된 것이다. 소녀는 이 이상 백혈병이 악화되면 언제 죽어도 이상하지 않을 상태였다. 남은 생명은 고작해야 1년 아니면 몇 개월.

16세의 젊은 나이. 하지만 최근 수년은 입원과 퇴원을 반복하느라 학교에도 가지 못했다. 친구도 거의 없었다. 현실이 이러했기 때문에 우울증에 걸린 것이다.

나는 '무엇이라도 해주고 싶다'는 마음에 소녀의 이야기에 필사적으로 귀를 기울였는데, 소녀의 입에서 나오는 말들은 당연하지만 하나같이 부정적인 것들이었다. 나는 여러 가지 화제로 이야기를 시도했지만, 죽음으로 향하는 소녀의 마음을 밝게 해줄 만한 말이 있을 리 없었다.

때로는 서로 아무 말도 없는 시간을 보내기도 했는데, 그 때 내가 취할 수 있는 행동은 그저 함께 있어주는 것뿐이었다.

이처럼 차마 상담이라고 말하기 어려운 만남을 반년 정도 계속했던 어느 날. 소녀가 진찰을 받으러 오는 날임에도 외래 진료 기록 카드가 없다는 사실을 알아차렸다.

'이상하다'라고 생각하며 소아과 병동으로 발길을 옮겼더니 소녀가 있던 병상이 비어 있었다.

간호사에게 물어보니 급작스레 소녀의 증상이 바뀌어 바로 어제 세상을 떠났다고 했다. 지난주에는 활발하게 웃는 얼굴도 볼수 있었는데…… 예기치 못한 소녀의 갑작스러운 죽음에 내 가슴에는 횅하니 큰 구멍이 뚫렸다.

'나는 그 소녀를 위해 무엇을 할 수 있었던 것일까? 결국 아무도움도 되지 못했던 것이 아닌가?'라며 자책하는 심정에 사로잡혔다. 몇 년이나 마음속에 당시에 원통함이 강하게 남아 있었다.

그로부터 20년이 지나 영화 〈레스트리스〉을 보면서 깨닫게 되었다.

그때 '비록 다가서는 것밖에 하지 못했지만 그것만으로도 괜찮았어'라고 말이다.

죽음에 직면하여 압도적인 고독에 휩싸여 있을 때 다가와 주는 누군가가 있다는 것. 단지 그것만으로도 큰 도움이 되는 것이다.

마지막으로 만났을 때 소녀는 미소를 지었다. 지금도 그 미소가 뚜렷하게 뇌리에 남아 있다. 우울증 때문에 늘 어두운 표정이었던 소녀가 미소를 보여주었으니까 내 상담도 헛되지는 않았다고, 20여 년의 시간이 지나서야 겨우 그렇게 생각할 수 있게 되었다.

정신과 의사인 나조차 이같이 강렬한 무력감이 엄습하여 침울함을 느끼는데, 대부분의 가족들은 더 큰 무력감과 침울함에 빠지고 말 것이다.

아무것도 하지 못한다. 아무것도 하지 않은 것 같다. 하지만 실은 그렇지는 않다.

말없이 환자 곁에 있어주는 것은 매우 중요하다. 다가서는 사람이 있다는 것만으로 환자는 고독하지 않게 된다. 고독은 가장 큰 고통이기 때문에, 다가서는 일은 환자 입장에서 가장 큰 도움이 되는 것이다.

하지만 다가서는 것이 중요하다는 말을 듣는 들 구체적으로 무엇을 하면 좋을지 어려운 사람도 많을 것이다. 그래서 환자에게 다가서기 위한 5가지 구체적인 요령을 알려주겠다.

① 너무 멀지도, 가깝지도 않게 적당한 거리를 유지한다

환자의 입장에서 대부분의 사람들은 심리적 거리가 너무 가깝다. 때문에 당신이 '다가서는 것'은 필요하지만 그 거리가 너무 가까우면 환자 본인은 극심한 피로감과 함께 반발하는 태도를 드러내 버리고 만다. 환자에게는 약간의 거리감을 두는 것이 알맞다.

② 공감하고 경청한다

'○○하면 좋다'나 '○○해라' 등의 지시나 조언은 필요 없다. 공감하고 경청하는 것만으로도 충분하다. 쓸데없는 것은 말하

지 말고 이야기를 들어주는 게 좋다. 환자 본인이 원하는 것
은 조언이 아니라 안도감이기 때문이다.

③ 말보다 태도, 표정

환자 입장에서 위로의 말은 자칫 참견이라고 느낄 수 있다. '무
언가 안심이 되는 말을 해야 해'라고 생각할수록 역효과를 내
는 것이다. 당신이 미소와 함께 편안한 분위기로 그곳에 있어
주면 환자는 안심을 한다.

말보다는 표정이나 태도로 환자를 대하는 것이 더 효과적일
것이다.

④ 환영하는 태도로 '상대의 타이밍'을 기다린다

당신이 지금 '무언가 해주고 싶다'는 마음인 것은 이해하지만,
환자 본인은 '지금은 아무것도 하고 싶지 않다'고 생각하는 경
우가 많다. 그러나 언젠가는 당신의 도움이 필요해지는 타이
밍이 찾아온다. 그러므로 계속해서 '어려운 일이 있으면 의논
하러 와', '무슨 일이 생기면 전화해' 정도의 태도를 유지하는
것이 좋다. 잠시 뒤에 본인이 먼저 다가와 도움을 요청하는 일

이 생각보다 많다.

'상대의 타이밍'은 언젠가 찾아온다. 다만 그 타이밍은 대부분의 경우 '지금'이 아니라는 점을 기억하자.

⑤ 관찰한다

상대가 아무 말이 없거나 말수가 적으면 마음을 알 수 없어 불안해지는 것이 인간이다. 말이 아니라 '관찰'을 함으로써 상대의 마음에 대한 정보를 얻도록 한다. 나와 함께 있어서 즐거운가, 성가셔 하는가와 같은 감정이나 적당한 거리감, 접촉 빈도(회수) 등 역시 상대의 표정이나 태도 등 비언어적인 사인으로 드러난다. 입으로는 '괜찮다'고 말하면서 심리적으로 몹시 지쳐 있는 상태일 때도 있다. 말 이상으로 비언어적 사인을 확실하게 관찰하는 것이 중요하다.

수용을 돕는 가족 처방전 ② 간병, 돌봄은 70%의 힘으로 하면 된다

'아무것도 하지 못한다면 하다못해'라며 성심성의껏 간병이나 돌봄을 하는 사람도 많은데, 병이 길어질수록 '간병이나 돌봄에 따른 부담'이 어깨를 무겁게 짓누른다.

　　　　　　　　　　마음을 치유하는 7가지 비결

처음 수개월이나 반년은 버틸 만하다. 하지만 그것이 1년을 넘거나, 치매처럼 장래를 예측할 수 없는 돌봄의 경우는 '이 지옥이 언제까지 계속되는가······'라는 '벗어나지 못하는 터널' 같은 심리에 빠진다.

인간은 '기간이 한정되어 있는 괴로움'에는 어지간히 견딜 수 있지만, 언제 끝날지 알 수 없어 끝없이 계속되는 괴로움에는 약하다.

간병에 지쳐 우울증에 빠지는 사람을 진찰하는 일도 자주 있다. 나는 그런 사람에게 '돌봄은 70%의 힘으로 하세요'라고 조언한다.

이런 말을 들으면 '말씀하셨듯이 날림으로는 일을 할 수 없습니다'라고 생각하는 사람도 많을 것이다. 하지만 100%의 힘으로 상대를 돌본다면 그 돌봄이 오래가지 않으며 우울증에 걸리고 만다. 중요한 것은 '수고를 덜하며 돌보는 것'이 아니라 '속도를 배분하는 것'이다.

돌봄은 아주 긴 장거리를 계속 달리는 마라톤과 같다.

처음 1킬로미터를 전력으로 달려서 앞지르는 마라톤 선수가 있을까? 그런 짓을 했다가는 바로 지쳐서 달리지 못하게 되고 만다. 7~80% 정도의 힘으로 늘 여력과 지구력을 남기고 속도를 생각하며 계속 달리는 것이 마라톤이다.

돌봄도 마찬가지다. 전력을 다해 돌보면 수개월만에 몸도 마음도 다 지쳐버린다.

주 1회의 리프레시 덕분에 돌봄이 수월해지다

40대 여성인 A씨. 치매에 걸린 시아버지를 돌보는 일을 벌써 1년 이상 헌신적으로 계속했는데 '이제 더 이상 돌보는 것은 무리'라며 정신과에 내원했다.

A씨는 진찰실에 들어온 순간 이미 우울 상태라고 알 수 있을 정도로 어둡고 침울해 있었다.

'돌봄은 70% 정도의 힘으로 하세요'라고 조언한 뒤, 주 1회는 일을 도우미 분의 도움을 받아 시아버지를 돌보도록 지시를 했다. 또, 도우미 분이 오는 날은 기분전환을 위해 외출을 하도록 했다.

일을 돕는 도우미의 정기적인 방문이 시작되었다. 그 시간을 이용해 A씨는 친구와 차를 마시거나 쇼핑을 했다. 1개월 후 나는 내원한 A씨를 보고 놀랐다. 처음과는 딴사람인 듯 밝고 웃는 얼굴로 진찰실에 들어왔기 때문이다.

A씨는 "겨우 주에 한 번 하는 외출이라도 이렇게 기분이 좋아지게 되더라구요. '돌봄은 70% 정도로 해도 된다'는 그 말씀에 구원받은 기분이 들었어요."라고 말했다.

별다른 약도 처방하지 않고 단 1개월만에 우울상태가 말쑥하게 나은 것이다.

가족이 돌봄과 간병에 온 힘을 다하다가 도리어 우울증이나 질병에 걸리는 일은 자주 있다.

환자에게 다가서는 가족은 곁에 붙어서 함께 마라톤을 달리는 사람과 같은 존재다. 결코 전력으로 달리지 않는다. 70%의 힘으로 달리는 것이 보다 오래 달려 완주할 수 있는 비결이다.

6장 정리하기

◆ 웃는 얼굴로 인사하면 마음의 문이 열린다.

◆ (가족의 병에 대해)동요하지 않는다. 당황하지 않는다.

◆ (가족의 병이 좀처럼 낫지 않아도)초조한 모습을 보이지 않는다.

◆ 환자를 재촉하지 않고 기다린다.

◆ 환자와 싸우지 않는다. 감정적이 되지 않는다. 다투지 않는다.

◆ 아무것도 하지 않아도 괜찮다. 본인에게 '다가서는' 것만으로 좋다.

◆ 돌봄은 70%의 힘으로 하면 된다.

EMOTION CONTROL

7 장

'감사' 함으로써 병은 낫는다

'감사'의 말은 병을 고치는 에너지

🌸 폭력이 '감사합니다'로 바뀌었다!

내게는 결코 잊히지 않는 환자가 하나 있다. 의사가 된 지 7, 8년째 무렵에 만났던 A씨다.

양극성 장애를 앓고 있는 30대 남성인 A씨.

좀처럼 병원에 오지 않아 어머니가 대신 상담을 하러 오셨다가 약을 받아서 돌아가는 일이 예사였다. 그러나 A씨는 그 약을 먹지 않았던 듯 조증은 점점 악화되었고, 자택의 가구를 부수는 등의 폭력행위도 나타났다고 한다.

그러던 어느 날, A씨가 아버지와 어머니에게 이끌려 병원에 찾아왔기에 진료를 하게 되었다.

그러나 A씨는 무엇을 말해도 귀를 기울이기는커녕 서슬이 퍼렇게 대꾸할 뿐이었다. 말투도 거칠고 당장이라도 달려들 듯한 기세여서 폭력행위로 사람을 다치게 하더라도 이상할 것 하나 없는 상태였다.

입원을 권유했지만 승낙할 리가 없었다. 하는 수 없이 의료보호입원이라 불리는 강제입원을 시도했다. 물론 A씨 본인은 그 조치에 몹시 화를 냈다. 남성 간호사 수 명이 달라붙어 A씨를 병동으로 데리고 갔는데, 이동 중에도 그는 나에게 '강제로 입원시키다니 죽여버리겠어!'라며 소리쳤다.

입원생활이 시작되고 나서 A씨는 한동안 약을 먹지 않거나 병동 내에서 문제를 일으켰지만, 어느 정도 시간이 지나자 차츰 마음을 열어 적어도 약만큼은 제대로 먹게 되었다.

시간이 흘러 3개월 후, A씨가 퇴원하는 날이 왔다.

나와 간호사 몇 명은 어머니과 함께 병동을 나서는 A씨를 배웅했다. 그러자 A씨는 우리를 향해 정중하게 머리를 숙이며 이렇게 말했다.

"정말로 감사했습니다."

늘 퉁명스럽고 가시 돋친 태도에, 입원할 때만 해도 으름장을 놓으며 난폭하게 굴었던 A씨가, 불과 3개월 사이에 '감사합니다'라는 말을 할 수 있을 정도까지 좋아진 것이다.

'인간이 이렇게까지 바뀔 수 있구나……'

감사와 치유는 틀림없이 서로 연결되어 있다. 그렇게 느낀 순간이었다.

❀ '타자공헌'을 통해 수명이 7년 늘었다!

2장에서도 언급했던 영화 〈달라스 바이어스 클럽〉의 줄거리를 마저 이야기해 보도록 하겠다.

어느 날 갑자기 에이즈에 걸려 남은 수명이 '30일'이라는 선고를 받은 주인공, 론. 연명을 위해 미국에서는 승인이 나지 않은 에이즈 약을 구매하러 멕시코로 향한다.

다행히 약이 효과가 있어 컨디션이 좋아진 론은, 이 약을 미국의 수많은 에이즈 환자에게 팔면 돈을 벌 수 있을 것이라 생각하고 새로운 비즈니스를 시작한다. 회원제로 밀수한 에이즈 약을 판매하는 '달라스 바이어스 클럽'을 만든 것이다.

처음에는 그저 '돈벌이'를 목적으로 약을 판매했던 론이었지만, 자신이 밀수한 약이 많은 에이즈 환자를 살리고 있다는 사실, 그리고 그가 판매하는 약에 생명을 의지하는 있는 사람들이 많다는 사실을 깨닫고, 이후부터는 '달라스 바이어스 클럽'을 타인을 돕는 사회공헌 목적의 단체로 바꾼다.

그러나 승인을 받지 않은 에이즈 약의 수입과 판매는 명백한 법률 위반이다. 론은 FDA(미국식품의약품국)에게 가택수사를 받고 약이 모두 압수되고 만다.

그럼에도 론은 에이즈 약의 수입과 판매를 계속했다. 게다가, 대금을 지불하지 못하는 회원에게도 약을 나누어 주었다. 자금이 점점 줄어들어 마침내 바닥을 드러낸 순간, 론은 말했다.

"내 차를 팔아!"

몸도 마음도 몹시 지쳐 있었지만 론은 끝까지 포기하지 않았다.

나아가 그는 보다 많은 에이즈 환자가 약을 손에 넣을 수 있도록, 미승인된 약의 승인을 요구하며 FDA를 상대로 법정투쟁에 들어간다. 이 모든 것은 에이즈 환자들을 위해서였다.

영화 후반부에 론이 자기희생 정신으로 에이즈 환자를 위한 활동에 헌신하는 부분이 실로 감동적이다.

이 영화는 실존인물인 론 우드루프가 '시한부 선고'를 받은 날로부터 7년간의 이야기를 각색한 것이다.

'남은 수명이 30일'이라는 선고를 받은 남자가 7년이나 더 살았던 것이다.

게다가 당시에는 에이즈에 효과적인 약이 거의 없었고 한 번 증상이 나타나면 반년이나 1년 사이에 목숨을 잃는 것이 상식이었다. 이처럼 불치병에 걸렸으면서도 론은 어떻게 기적적으로 7년이나 살 수 있었을까?

나는 그가 타자공헌인 '감사의 단계'에 들어갔기 때문이라고 생각한다.

마음을 치유하는 7가지 비결

감사의 말을 하는 것만으로 '감사의 단계'에 들어간다

병의 상태가 좋아지면 환자는 '감사'의 말을 입 밖으로 낼 수 있게 된다.

의사, 간호사 등 의료진, 자신을 지지해준 가족, 친구나 회사 동료 등에 대해 감사의 말을 하는 것은 물론, 나아가 지금까지 '적'이자 '싸우는 대상'이었던 병조차도 '병에 걸린 덕분에 내 인생을 재점검할 수 있었다. 병에 걸려 다행이다'라고 생각한다.

이처럼 '감사의 단계'에 들어서면, 회복 속도는 더욱 높아져 퇴원 혹은 사회복귀를 향한 행동에 박차가 가해진다.

맨 처음에는 인사를 건네도 무시했던 환자들도 시간이 흘러 감사의 말을 하게 되면 이후에는 빠른 속도로 병의 증상이 개선된다. 나는 지금까지 그와 같은 환자들을 셀 수 없을 정도로 진찰해 왔다.

'감사의 말'과 '감사의 태도'는 병세가 좋아진 이후부터 나타나지만, 감사함으로써 보다 빠른 속도로 증상이 개선되고 병이 회복되기도 한다. 자신이 말하는 감사의 마음이 병의 회복을 향해서 라스트 스퍼트를 할 수 있도록 지원해주는 에너지가 되는 것이다.

나는 병이 회복하는 과정의 마지막 단계를 '감사의 단계'라고 부른다. 타인에게 감사하고, 감사의 말을 건네며, '감사의 단계'로 들어가는 것이 병을 고치기 위한 지름길이라고 할 수 있다.

✦ '병의 증상 개선'이 먼저인가, '감사합니다'가 먼저인가

'감사함으로써 병이 낫는다', 아니면 '병의 증상이 개선되어 정신적으로 여유가 생겼기 때문에 감사의 말을 말할 수 있게 된다', 과연 둘 중 어느 쪽이 먼저인 것일까?

앞서 이야기했던 A씨의 퇴원 전 모습을 상세히 떠올려 보니, 퇴원하기 조금 전부터 A씨의 태도나 표정이 무척 부드러워졌고, 내가 먼저 인사를 해도 대답 없는 경우가 많았던 A씨가 먼저 '안녕하세요'라고 인사해오는 일 역시 늘었다는 사실을 알게 되었다.

A씨가 맨 처음에 나에게 원망이나 분노의 감정을 가지고 있었다는 것은 분명하다. 그러나 입원생활이 계속되는 동안에 '하는 수 없다'며 약을 먹게 되고, 병의 증상이 좋아짐에 따라 기분이 편해지고 초조함도 거짓말처럼 사라진 것이다. 이후, '감사의 단계'로 들어서자 스스로 먼저 인사를 할 수 있게 되고, 이때부터 급속하게 증상이 개선되어 퇴원에 이르렀다. 나는 이렇게 분석했다.

즉, '병의 증상 개선'이 먼저인가, '감사합니다'가 먼저인가에 대한 대답은 '감사합니다'가 먼저라고 말할 수 있다. '감사합니다'를 말함으로써 병의 증상 개선이 더욱 가속화되어 치유에 도달한다는 것이다.

그래서 이전에도 '감사하면 병이 낫는다. 그러니까 적극적으로 감사를 합시다'라는 기사를 SNS에 썼더니, '증세가 나쁜데 감사할 수 있을 리 없다!'는 코멘트를 받았던 적이 있다. 물론 이 의견 역시 맞다고 생각한다.

따라서 '병이 심하더라도 감사하십시오'라고는 말하지 않겠다.

감사하기 위해서는 '부인' ⇨ '수용' ⇨ '감사'의 단계를 밟을 필요가 있다.

'부인'의 단계에 있는 환자는 병과 싸우는 일에 온통 정신을 쏟고 있기 때문에 감사할 여유가 없는 것이 당연하다. 이때 의식은 자신과 병에만 쏠려 있기 때문에 가족이나 주위 사람이 자기를 배려하고 걱정해 주고 있다는 사실도 알아차리지 못한다. 이 상태에서 감사하는 것은 무리다.

'감사하는 것은 무리다'라고 생각한다는 것은 부인의 상태에 있다는 뜻이다. 그러므로 우선은 이 상태를 극복하고 수용의 단계에 도달하는 것을 목표로 하자. 도달하고 나면 주위 사람의 '지지'나 '애정', '우정'도 보이게 된다.

이렇게 차근차근 나아가 감사를 할 수 있게 되면 병은 단숨에 치유를 향하게 될 것이다.

감사하면 일어나는
4가지 변화

‘덕분에’라는 말로 긍정적이 될 수 있다

‘감사의 단계’에 들어서면 환자에게 어떤 변화가 일어날까? 조금
더 자세하게 설명하도록 하겠다.

1. 주위 사람에게 자연스럽게 감사의 말이 나온다
의사나 간호사, 가족들, 회사 동료, 친구, 그리고 종교가 있다면
신에게 감사의 마음이 생겨난다.

그리고 자신의 주변 사람들에 대해 무의식적으로 자연스럽게
‘감사합니다’나 ‘덕분에’ 등의 말을 하게 된다.

‘선생님 덕분에’, ‘아내 덕분에’, ‘약 덕분에’, ‘회사의 서포트 덕

분에'. 이러한 '덕분에'는 감사의 마음이 있기 때문에 나오는 말이다.

'감사의 단계'에 들어가면 이와 같이 '덕분에'라는 말이 많아진다.

2. 병에 대해 감사하는 마음을 가진다

난치병을 극복한 여러 사람들의 수기를 읽어보면 다음과 같은 내용이 많이 쓰여 있음을 알 수 있다.

'병에 걸렸던 덕분에 자신의 인생을 다시 볼 수 있었다. 지금까지는 지나치게 일을 중심으로 살았었는데 이 때문에 나를 잃고 있었다. 병 덕분에 내 삶의 방향성을 바꾸자고 깨닫게 되었다. 병에 걸려 다행이다'

이렇게까지 말할 수 있게 되면, '감사의 단계' 중에서도 정점에까지 와 있는 셈이다.

'부인의 단계'에서는 병은 결코 받아들일 수 없는 '적', 배제해야만 하는 존재였을 것이다. 적이자 완전히 '부정적인 존재'였던 병이, '병 덕분에'라고 할 정도의 '긍정적인 존재'로 변한 것이다. 이것이 진정한 '감사의 단계'다.

3. 긍정적으로 살아갈 수 있게 된다

'선생님 덕분에', '아내 덕분에', '남편 덕분에', '병 덕분에', '약 덕분에'. 여러 사람의 지지와 도움이 있어 지금의 내가 살아있다는 사실을 깨닫게 됨으로써, '앞으로는 몸과 가족 모두를 소중히 여기며 살아가자!'와 같은 식으로 매우 '긍정적'인 사고방식으로 바뀐다.

부정 덩어리였던 '부인의 단계'와 비교해 보면 환자라는 사실이 거짓말이라고 여겨질 정도다.

'괴롭다'가 '편하다'로

'불안'이 '안심'으로

'부정적 사고'가 '긍정적 사고'로

'찡그린 얼굴'이 '웃는 얼굴'로

'자기부정'이 '자기긍정'으로

타인에 대한 '험담'이, 마음으로부터의 '감사'로

이와 같이 모든 것이 긍정적이고 적극적으로 변해 간다.

이것이 감사의 힘이다.

'병을 고치는' 일이 아니라 '보다 잘', '보다 즐겁게' 살아가는 것이 인생의 목표가 된다. 병에 대한 구속도 집착도 사라진다.

여기까지 오면, 병의 증상, 검사 수치의 이상 등이 다소 남아 있다고는 해도 마음만큼은 매우 건강하다. 거의 '다 낫았다'고 말해도 좋을 것이다.

4. 남을 위해 살아가게 된다

정신과 입원병동 휴게실에서 퇴원을 앞둔 환자가 이제 막 입원한 환자에게 입원생활의 팁을 가르쳐 주는 장면을 보았다.

짜증이 날 때는 어떻게 하면 좋은가? 잠들지 못할 때는 어떻게 하면 좋은가? 등, 자기 나름대로 병을 극복한 방법을 다른 환자에게 조언해주고 있던 것이다.

'부인의 단계'에서 남의 일을 생각할 여유가 전혀 없었던 환자가 다른 환자를 위해서 '자신의 경험을 다른 사람도 효과적으로 쓰면 좋겠다'고 생각하며 전하는 행위는, 병에 대한 집착에서 벗어나 보다 냉정한 눈으로 관찰할 수 있게 되었기에 가능한 일이다.

이렇게 되면, 단순한 '감사'의 단계를 넘어서 '사회공헌', '타자공헌', '이타'의 단계에 있다고 말해도 좋을 것이다.

알코올 의존증인 사람들이 다니는 '금주모임'이라는 것이 있다. 혹은 AA(Alcoholics Anonymous: 무명의 알코올 의존자들)라고 하는 자조모임도 있다.

이 같은 금주모임이나 자조모임의 주최자(혹은 리더)는, 원래 알코올 의존증 환자였던 사람들이다. 과거 매일같이 술을 마셨고 그 때문에 일과 가족, 전 재산을 잃는 지독한 체험을 한 사람도 있다.

이들은 자신이 괴로운 일을 겪었기에 오히려 이러한 경험을 다른 알코올 의존증 환자에게 알려주고 싶다며 '금주모임'이나 '자조모임'의 리더를 자진해서 떠맡고 있다. 이들은 '감사의 단계'를 넘어 '사회공헌의 단계'에 들어와 있다고 말할 수 있다.

이처럼 자신의 경험을 다른 사람을 위해 활용하고 싶다며 '감사의 단계'에서 나아가 '타자공헌 단계'로 향하는 사람은 우리 주위에 의외로 많다.

🌸 자원봉사 활동을 하는 사람은 건강하게 오래 산다

마더 테레사 수녀는 87살의 나이로 세상을 떠났지만, 80세를 넘은 나이라는 게 느껴지지 않을 정도로 전 세계 이곳저곳을 돌며 병으로 고통받는 사람들이나 가난하며 생활이 힘든 사람들을 격려하고 용기를 북돋아주는 활동을 해왔다.

그렇다면, 이렇게 남을 위해 행동하는 사람은 어째서 건강한 것일까?

'헬퍼스 하이(helpers high)'라는 단어가 있다. 자원봉사나 남을 돕는 활동을 하는 사람들은 그렇지 않은 사람에 비해 매우 능동적이며 활력이 넘친다. 바로 이러한 상태를 가리키는 말이다.

메리 메릴 박사의 연구에 따르면 자원봉사 활동을 하는 사람은 별다른 활동을 하지 않는 사람에 비해 동기부여가 높고 활동적이며, 성취감이나 행복감을 강하게 느끼고, 심장질환에 걸릴 확률이 낮은 데다 평균수명 또한 길다. 이처럼 '헬퍼스 하이'는 실제로 존재하며 그 같은 사람들은 건강하게 오래 산다는 사실이 밝혀졌다.

영국 엑서터 대학의 연구에서는 공표논문 40건의 데이터를 분석하여 자원봉사 활동을 하는 사람의 사망 위험이, 하지 않는 사람에 비교해서 20% 낮다는 과학적 근거를 발견했다. 또한, 자원봉사를 하는 사람은 하지 않는 사람에 비해 마음이 답답한 정도가 낮고 생활만족도, 행복도가 높다는 결과도 나왔다.

게다가 미국 텍사스 대학이 3,617명을 대상으로 실시한 마음의 건강과 자원봉사 습관에 대한 조사에서는 자원봉사를 한 사람이 하지 않은 사람보다 우울감이 적고, 65세 이상에서 이러한 경향이 더욱 현저한 것으로 나타났다.

실제로 뉴욕의 많은 정신진료 시설에서는 우울증 환자에게 자조모임을 통한 봉사활동을 권한다.

이 밖에도 많은 데이터들은 자원봉사 활동이 몸과 마음 모두의 건강을 개선시켜 보다 오래 살게 할 가능성이 있다고 시사한다.

❀ '타자공헌'이 건강의 비결!

미국 미시건 대학의 '자원봉사 동기와 사망 위험에 대한 연구'에서는, 자원봉사를 보다 많이 하는 사람일수록 사망 위험이 낮다는 결과가 나왔다. 마찬가지로 똑같이 자원봉사 활동을 하더라도 개인적인 문제, 예를 들면 '다른 사람과 만나고 싶다', '집에 있고 싶지 않다', '내 문제에서 눈을 돌리고 싶다', '나를 시험해 보고 싶다'와 같은 이유를 든 사람은 여전히 사망 위험이 높고, 자원봉사를 하지 않는 사람과 차이가 없는 것으로 나타났다.

이러한 연구결과는 자원봉사 활동을 하느냐 하지 않느냐의 문제를 떠나서, '타자공헌'의 정신이 사망률이나 건강에 영향을 끼칠 가능성이 있음을 시사한다.

이처럼 타자공헌의 정신으로 자원봉사 활동을 하는 사람은, 그렇지 않은 사람에 비해서 다음과 같은 특징이 있다는 사실이 다양한 데이터에 의해 밝혀졌다.

  - 심장질환 등 각종 질환에 걸릴 확률이 낮다. 평균 수명이 길다
    (신체적으로 건강)

- 우울증에 걸릴 가능성이나 우울 수준이 모두 낮다(정신적으로 건강)
- 상대적으로 활동적이며 성취감이나 행복감이 높다(정신적으로 건강)

이처럼 자원봉사 활동을 하는 사람은 '감사함'을 느끼는 일이 많은 것이다.

'감사의 효과'는 과학적으로 증명되어 있다

✦ 감사는 통증을 줄이고 신체를 건강하게 한다

최근 뇌 과학의 눈부신 진보에 따라, '감사하는 사람은 병에 잘 걸리지 않고 장수하며 회복 또한 빠르다'는 연구결과가 다수 보고되고 있다.

감사와 우울에 관한 연구에 따르면 우울 경향이 강한 사람일수록 주변 사람이나 물건에 그다지 감사하지 않고, 반대로 우울 경향이 약한 사람은 이들에게 감사의 마음을 느낀다고 한다.

감사와 우울은 시소 관계와 같아서, 감사하면 침울해지기 어렵고, 침울해지면 감사의 마음을 가지기 어려워진다.

감사의 마음을 품으면 뇌에서 엔도르핀이 분비되어 통증의 신호를 막는다. 엔도르핀에는 말기 암 등 극심한 통증에서 벗어나기 위해 사용되는 마약인 모르핀의 6.5배나 되는 진통 효과가 있다.

캘리포니아 샌루이스 병원에서는 병이나 부상 등 명확한 원인이 없음에도 통증을 느끼는 환자에게 평소 고맙다고 느끼는 일을 떠올린 뒤 이에 감사하도록 하는 명상을 4주간 실천하게 했더니, 전에 비해 통증을 느끼는 일이 뚜렷하게 줄었다고 발표했다.

어떤 연구에서는 '감사해야 하는 이유'을 알려준 그룹(감사그룹)과 '불만스러운 일'을 알려준 그룹(불만그룹)으로 나누어, 일주일의 마지막 날에 각각 느낀 감사와 불만 5가지를 뽑아 글로 쓰는 작업을 10주간 계속하게 했다.

그리고 10주 후 두 그룹의 행복감을 비교했더니, '감사그룹'이 '불만그룹'보다도 행복감이 25%나 높아져 있음을 확인했다.

이 실험에서는 신체의 건강도에 대해서도 조사했는데, '감사그룹'이 '불만그룹'보다 눈에 띄게 병세가 적고 운동과 같은 신체활동 역시 90분가량 더 많이 하고 있음이 밝혀졌다. 건강한 마음이 건강한 행동을 촉진한 셈이다.

주어진 것에 감사하는 것만으로 심신 모두 건강해지고 나아가 행복해질 수 있다.

같은 연구에서, 실험 도중에 '남을 돕거나 정신적으로 지지해 주었는가?'라는 질문을 했더니 '감사그룹'의 대부분의 사람이 '그렇다'고 대답했고 친구한테서도 전보다 '친절해졌다'는 말을 들었다고 한다.

즉, 감사하는 것만으로도 친절함이 습관처럼 몸에 배고 주위 사람들로부터 호감을 사는 따뜻한 사람이 되었다고 할 수 있다.

이처럼 수많은 연구성과가 '감사하면 병이 낫는다', '감사하면 건강해진다'는 사실을 여실히 보여주고 있다.

◈ 감사의 뇌내 물질 '엔도르핀'

'감사'와 관련하여 나는 두 가지의 물질이 중요하다고 생각한다.

첫번째는 뇌내 마약이라고도 불리우는 '엔도르핀'이다.

엔도르핀은 타인에게 감사 받을 때와 타인에게 감사할 때 모두 분비된다.

엔도르핀은 달리기를 할 때, 극심한 통증을 느낄 때, 기름진 음식이나 초콜릿과 같이 달콤한 음식을 먹을 때 분비되는데, 사실은 다른 이에게 '감사 받았을 때' 가장 많이 분비된다.

엔도르핀에는 신체의 면역력과 복원력을 높이는 효과와 더불어, 암과 싸우는 면역기능을 담당하는 'NK활성'을 높여 항암작용도 한다는 사실이 확인되고 있다.

게다가 엔도르핀은 활성산소를 격퇴시키는 작용을 하기 때문에, 몸에서 분비되면 될수록 컨디션이 좋아지고 보다 젊어진다는 것이다.

마음을 치유하는 것뿐만이 아니라 신체도 치료한다. 엔도르핀을 '궁극의 치유 물질'이라고 하는 이유다.

이처럼, 감사하면 할수록 우리들은 건강을 되찾는다.

사랑과 친절의 호르몬 '옥시토신'

'감사'와 관련하여 중요한 호르몬이 또 한 가지 있다. 사랑, 신뢰, 친절, 친밀과 관련된 호르몬인 옥시토신이다.

옥시토신은 '연애감정을 품을 때', '엄마가 수유하고 있을 때'와 같이 애정이 넘칠 때 분비되기 때문에 기존에 '애정 호르몬'으로 알려져 왔다.

그런데 최근 연구에서 '친절하게 대한다', '타인과의 유대를 느낀다', '사랑하는 사람과 정신적으로 서로 지지해준다', '스킨십을 한다', '감동한다', '감정을 드러낸다', '마사지를 받는다', '포옹을 한다', '반려동물을 어루만진다' 등, 다양한 상황에서 옥시토신이 분비된다는 사실이 밝혀졌다.

친절, 감사, 배려, 동정, 사랑, 용서 같은 감정이나 행동과 관련되어 분비된다는 점에서 옥시토신을 '친절 호르몬'이라고 부르는 사람도 있다.

옥시토신이 분비되면 '타인에 대한 친근감, 신뢰감이 늘어난다', '스트레스가 사라지고 행복감을 얻을 수 있다', '혈압 상승을 억제하여 심장의 기능을 좋게 한다', '장수한다' 등, 놀라운 효과가 나타나는 것으로 알려져 있다.

'감사의 단계'는 친절, 감사, 배려, 동정, 사랑, 용서와 같은 감정이 끓어올라 이 같은 행동을 자연스럽게 할 수 있게 된 상태이므로, 옥시토신은 틀림없이 우리들을 건강으로 이끌어주고 있는 것이다.

❀ 옥시토신은 불안을 없앤다!

'부인'은 편도체의 흥분에서 시작된다. 따라서 편도체의 흥분을
진정시킬 수 있다면 불안을 제거할 수 있다. 앞서 그 방법을 본
서에서 몇 가지 소개했는데, 사실 옥시토신은 편도체의 흥분을
진정시키는 작용도 한다.

독일 유스투스 리비히 대학교의 뇌기능 영상에 의한 연구에서
는 피험자에게 위협하는 듯 무서운 표정의 사진을 보여주었더니
편도체의 흥분을 관찰할 수 있었는데, 1회분의 옥시토신을 투여
하자 편도체의 활동이 진정되었다. 게다가 편도체가 뇌간으로
보내는 신호를 줄인다는 사실 역시 발견했다.

즉, 옥시토신은 편도체의 흥분을 진정시키고 나아가 뇌의 각
부위에 전달하는 긴급경보 시그널까지 진정시켜 준다는 것이다.

옥시토신은 우리들의 마음에서 불안을 없애고 안심을 가져오
는 호르몬이라고 할 수 있다.

스트레스에 직면하면 교감신경은 우위에 서게 된다. 이러한 상태가 장기적으로 지속되면 우리들의 신체는 피폐해지며 병에 걸리는 원인이 되기도 한다. 그런데 흥미롭게도 옥시토신은 교감신경에 제동을 걸어 부교감신경을 우위로 만드는 작용도 한다.

부교감신경을 우위로 만듦으로써 우리들을 '불안'에서 해방시키고 면역력을 높이며 휴식과 회복이 가능한 상태로 되돌려준다.

이처럼 옥시토신은 우리들의 신체를 스트레스로부터 지키는 '치유의 호르몬'이라고 할 수 있다.

앞서 환자와 의사의 신뢰관계가 중요하다고 이야기했는데, 신뢰관계가 온전히 구축되었을 때 분비되는 호르몬이 바로 옥시토신이다.

고독한 환자에게 다가서는 행동이 지니는 중요성이나 가족의 지지, 주위 사람과의 유대의 중요성에 대해서도 지금까지 반복해서 썼는데, 이 같이 사람과 사람이 이어졌을 때에도 옥시토신은 분비된다.

감사함으로써 병이 낫는다.

10년 전이었다면 이러한 주장은 주술 혹은 영적인 내용이 적힌 책에나 쓰여 있었을 것이다. 그러나 이와 관련된 과학적인 연구결과는 현재를 살아가는 우리들에게 다수 보고되고 있다.

감사나 친절에 의해 옥시토신이나 엔도르핀이 분비되고, 우리들의 병이 개선될 수 있도록 단번에 치유력을 높여준다는 것은 틀림없는 사실이다.

감사에 이르는 5가지 처방전

● 감사가 자신도 주변도 건강하게 한다

감사를 하면 병이 낫는다.

그런 말을 들어도 누구에게 어떻게 감사하면 좋을지, 의식하지 않고 자연스럽게 감사할 수 있게 되기 위해서는 어떻게 하면 좋을지 쉽게 떠오르지 않을지도 모르겠다.

구체적으로 어떻게 하면 좋을지 '감사에 이르는 처방전'으로 소개하도록 하겠다.

감사에 이르는 처방전 1 타인에게 감사한 일을 매일 3개씩 쓴다

'매일 감사한 일을 3개씩 일기에 쓰는 것만으로 누구라도 행복

해질 수 있다'라고 하는 감사하기 작업.

자기계발 관련 책 등에서 예전부터 소개되고 있기 때문에 다른 곳에서 읽어본 사람도 있을 것이다. 반신반의하는 사람도 있겠지만, 최근의 긍정심리학 연구에서도 효과가 실제로 증명되고 있다.

매일 '3가지 감사한 일'을 쓰는 것만으로 긍정 신경 네트워크가 형성 및 강화되어 모든 일을 긍정적으로 생각할 수 있게 된다.

- 3주 동안, 감사하는 일을 매일 3개씩 쓴다
- 2분간 그 날의 가장 의미 있는 일을 일기식으로 쓴다
- 자신을 응원해주는 누군가에게 2분동안 긍정적인 메일을 쓴다

감사의 훈련에는 다양한 방식이 있고 이들 모두 효과가 있는데, 하루의 마지막에 실시하는 것이 중요하다. 자신이 몰두하기 쉬운 과제부터 시작하여 당분간 계속해 볼 것을 추천한다.

감사에 이르는 처방전 2 하루 3번 '감사합니다'라고 말한다

감사를 '쓰는' 작업은 효과는 더없이 크지만 꾸준히 지속하는 것

은 상당히 어렵다.

보다 간단하게 실천할 수 있는 감사하기 작업이 바로 하루 3번 '감사합니다'라고 말하는 것이다.

'맛있는 밥을 해주어서 감사합니다', '쓰레기를 버려줘서 감사합니다', '(커피를 가져다준 부하에게)고마워요', '(커피를 만들어준 점원에게)고마워요' 등, 가는 곳마다 '감사합니다'라고 말한다.

'감사합니다'라고 말하기 위해서는 '자신은 남들에게 무엇인가를 받고 있다'고 깨닫는 것이 필요하다. 긍정적인 마음으로 상대를 관찰하지 않으면 '감사합니다'는 말은 나오지 않는다.

무의식적으로 '감사합니다'라고 말할 수 있게 되었더니 뇌의 부정적인 회로가 긍정적인 회로로 바뀌었다는 일도 있다.

하루 3번 '감사합니다'라고 말하자. 매우 쉽게 할 수 있는 데다 효과는 더없이 크다.

감사에 이르는 처방전 3 회복 체험을 타인에게 이야기해 본다
지금 병으로 괴로워하고 있는 사람에게 회복한 체험을 알려주면, 상대로부터 감사를 받을 수 있다.

지금 병으로 괴로워하고 있는 사람은 언제 터널을 빠져나갈

지 모르는 고독한 심리상태라고 할 수 있다. 그런 이에게 당신의 '터널을 빠져나간 체험'은 매우 귀중한 것이며, 고독에 지배되는 사람에게 더할 나위 없이 용기를 북돋아 줄 수 있다.

'감사한다'뿐만이 아니라 '감사 받는다'는 것도 중요한 의미를 지닌다. 감사를 받음으로써 자기긍정감은 높아지고, 한층 더 자신감을 얻어 회복과 사회공헌을 향한 에너지를 얻을 수 있다.

병에 걸렸던 경험이 도움되는 것은 입원하고 있는 환자만이 아니다. 지금은 건강한 친구나 업무를 함께 하는 동료 등에게 이야기해도 좋다.

"병에 걸리기 전에는 자는 시간을 줄이면서까지 너무나 열심히 일을 해왔어. 그러니까 역시 수면은 중요해. 잠은 제대로 자는 게 좋아."

이러한 경험은 아직 병에 걸리지 않은 사람에게도 큰 깨달음을 준다.

이와 관련하여 매우 흥미 깊은 연구가 있다.

명상을 하면서 중요한 사람의 건강과 행복을 마음속 깊은 곳에서부터 기원하는 '자비명상'을 6주간 실시한 그룹과 아무것도 하지 않았던 그룹을 대상으로, 스트레스를 받는 과제를 제시한 후에 결과를 비교했다. 명상을 실시한 그룹은 면역력 저하와 관련된 물질인 인터류킨 6(Interleukin 6) 수치가 저하되어 심리적인 스트레스가 낮아졌다는 사실이 밝혀졌다. 또한 스트레스 호르몬인 코르티솔의 분비 역시 억제되었다.

다른 이에게 인정을 베푼다. 타인의 고민에 마음을 기울이고 그 사람의 건강을 기원하면 스트레스는 낮아지고, 건강에 나쁜 물질도 줄어들어 자신 역시 건강해진다는 데이터를 얻은 것이다.

다른 환자에게 자신의 체험담을 이야기하고 타인의 건강을 빌며, 이들에게 조금이라도 도움이 되는 활동을 하는 것은 자신의 건강에도 이롭다.

감사에 이르는 처방전 ④ 가족을 소중히 여긴다
중병을 선고받고 의기소침해 있는 사람이 보면 좋은 영화가 하나 있다.

바로 잭 니콜슨과 모건 프리먼 주연의 〈버킷리스트〉이다.

억만장자인 에드워드(잭 니콜슨)와 자동차 정비사인 카터(모건

마음을 치유하는 7가지 비결

프리만). 병원에서 우연히 같은 병실을 쓰게 된 두 사람은 각각 암으로 인해 남은 생명이 6개월뿐이라는 시한부 선고를 받는다.

그러자 카터는 '인생에서 남겨두었던 것 리스트'를 작성한다. 부자인 에드워드는 자신의 돈으로 그 꿈을 모두 이뤄보자는 제안을 하고 두 사람은 병실을 뛰쳐나와 세계로 여행을 떠난다.

스카이다이빙을 하고, 레이싱 카를 타며, 사파리에도 가보고, 피라미드를 오르며, 전 세계의 아름다운 풍경을 보고 맛있는 음식을 먹는다. '버킷리스트'를 차례대로 지워가는 두 사람. 하고 싶은 것을 거의 다 이룬 두 사람이 마지막으로 한 일은 무엇이었을까?

한편 아내 빅토리아의 반대를 무릅쓰고 여행에 나선 카터는, 빅토리아로부터 '마지막을 함께 보내고 싶다'는 전화를 받는다. 그리고 가족의 소중함을 떠올리며 에드워드를 두고 집으로 돌아간다. 집에서 카터를 기다리고 있는 가장 사랑하는 아내와 자녀, 손자들. 그는 많은 가족에게 에워 쌓여 즐겁게 식탁에 앉았다. 아내와 아이들과 보내는 가족의 단란한 시간. 카터는 '평온'과 '안도감' 그리고 최고의 '행복'을 느꼈다.

반면 억만장자이기는 하지만 4번의 이혼을 했던 에드워드. 그의 마지막 걱정은 뿔뿔이 흩어진 가족에 대한 일이었다. 에드워드는 몇십 년이나 절연 상태였던 딸을 어렵게 만나러 간다. 자신의 마음을 솔직히 이야기하고 딸과 화해한 에드워드는 처음 만난 손녀를 꼭 껴안고 볼에 키스했다.

인생에서 가치 있는 것은 많지만 가장 중요한 건 역시 '가족'이다. 〈버킷리스트〉는 가장 사랑하는 가족과 보내는 시간의 소중함을 깨닫는 일이었던 것이다.

가족, 특히 배우자와의 관계가 건강에 큰 영향을 끼친다는 연구 결과가 많다.

유타 대학이 150쌍의 부부를 대상으로 실시한 '부부 사이와 동맥경화의 관계성에 대한 연구'에서, 사이가 좋지 않은 부부일수록 동맥경화에 걸릴 경향이 현저하게 높았고, 사이가 좋은 부부일수록 동맥경화에 걸릴 가능성이 낮았다는 결과를 얻을 수 있었다. 부부 사이가 좋을수록 옥시토신 분비가 늘어나 동맥경화의 원인이 억제되기 때문이다.

또한, 오하이오 주립대학이 실시한 부부 사이와 상처의 치유 속도의 관계를 조사한 연구에 따르면, 사이가 좋지 않은 부부의 상처 치유 속도는 일반적인 치유 속도보다 60% 저하되었다.

이를 읽고 '우리집은 부부 사이가 원만하지 않기 때문에 건강에 악영향을 미치고 있을지도 몰라'라며 가슴 철렁한 이도 있을지 모르겠지만, 낙담하기엔 아직 이르다.

다른 연구에서 신혼부부를 모아 30분간 서로의 문제를 서로 이야기하게 했더니, 분노나 불신 등의 '적대적 감정'이 높아짐에 따라 체내의 스트레스 호르몬이 늘어났다. 반면 상대를 위로하고 건설적인 대화를 하도록 하자 곧바로 스트레스 호르몬이 줄어들었다는 사실이 밝혀졌다.

부부 사이가 좋지 않으며 가슴의 통증을 가지고 있는 환자 부부에게 서로의 옷을 세탁하게 했더니 통증이 완화되었다는 연구결과 또한 있다. 환자가 지니고 있던 적대심이 친절한 마음으로 옮겨져 옥시토신이 분비되었기 때문이라고 본다.

설령 지금의 배우자와 사이가 험악하다고 해도, 좋은 말과 위로, 경청하는 자세로 서로의 마음을 이해하려는 노력을 하면 옥시토신이 증가하여 건강에 곧바로 긍정적인 효과가 발휘된다는 것이다.

이처럼, 가족애(=옥시토신)에는 즉효성이 있다.

타인과의 애정 있는 교류에 따른 '치유' 효과는 부부 사이를 넘어 부모자식 관계, 친구 관계에서도 찾아볼 수 있다. 게다가 가족 없이 독신생활을 하는 사람이라도 반려동물과의 교류에서 '치유' 효과를 얻을 수 있다는 연구가 다수 나와 있다.

그러므로 가족을 소중히 여기고, 이들과 단란한 시간을 가지는 것은 병의 예방이나 회복에 도움이 된다.

가족과의 교류, 가족과의 애정은 병의 '특효약'이라고도 말할 수 있는 것이다.

감사에 이르는 처방전 5 사회적인 '관계'를 소중히 한다

'인간관계의 유대가 스트레스를 완화시킨다'는 사실은 수많은 연구결과로 확인할 수 있다. 그 사례들을 찾아 나열하면 아래와 같다.

- 2만 4천 명의 노동자를 대상으로 한 미국의 조사에 따르면, '사회적인 관계가 거의 없는 사람'은 '사회적 유대를 충분히 가지고 있는 사람'에 비해 중증의 우울증에 걸릴 확률이 2~3배나 높다
- 심장발작을 일으킨 후 6개월간 감정 면에서 타인의 지지를 얻은

사람은 그렇지 않은 사람과 비교했을 때 생존율이 3배나 높다

- 직장인이 일터에서 하루 동안 주변 사람과의 양호한 관계를 경험하면 심혈관계가 안정된 상태로 회복되는 것으로 나타났다. 직장 내 인간관계가 양호한 사람은 업무 스트레스가 초래하는 악영향을 쉽게 받지 않는다. 타인과의 관계를 통해 스트레스 호르몬인 코르티솔 분비가 낮아지기 때문이다

양호한 사회적 관계를 가지고 있으면 옥시토신이 방출되어 불안을 순식간에 진정시킨다. 사회적인 유대를 가지는 것이, 심장혈관계, 신경내분비계, 면역계의 시스템을 활성화시켜 건강은 물론 정신의 안정으로도 이어진다는 뜻이다.

직장에서 은퇴하여 하던 일을 그만두면 단번에 늙거나 건망증이 급속히 진행되어 치매가 발생한다는 이야기가 자주 있다. 은퇴를 하면 회사에 가지 않게 되고 하루의 대부분을 집에서 보내게 되어, 사회와의 관계가 급속히 부족해지기 때문이다.

게다가 병이라도 걸리면 더더욱 사람과 만나지 않게 된다.

그러므로, 고령자가 동창회나 동기모임 등 옛날 친구와 만나는 것은 좋은 일이며, 주민자치모임의 임원 등도 '귀찮다는' 이유

로 거절하지 말고 받아들이는 편이 건강에 좋다.

주 1회의 취미 동호회에 참여한다. 그리고 친구와 차를 마신다. 사소해 보이지만 모두 '사회적인 관계'다.

친구에게서 차를 마시거나 행사에 참가해보자는 초대를 받아도 '귀찮다', '번거롭다'고 거절하지 말고 적극적으로 참여해야 한다.

가족 이외의 친구나 지인과 만날 기회를 줄이지 않는다. 사회와 이어지는 일이 병의 예방도 되고 당신을 회복시키는 '약'도 되기 때문이다.

은퇴한 부모님을 둔 경우에는 그들이 사회와의 '관계'를 잘 유지하고 있는가, 혹은 '고독'에 빠져 있지는 않은지를 염려하는 것이 중요하다.

감사를 하면 병이 낫는다. 쉽사리 믿지 못할 수도 있겠지만, 할 수 있는 것부터 하나씩 행동으로 옮겨 주기를 바란다. 분명 그 효과에 놀랄 것이다.

* * *

마음을 치유하는 7가지 비결

병이 낫지 않는 원인은 분명히 '불안'이다.

불안을 컨트롤하고 줄일 수 있으면 '좀처럼 낫지 않는다'며 시달리던 병은 단번에 낫기 시작한다.

본서에서 소개한 감정 컨트롤술을 조금씩 실천해감으로써, 당신의 불안은 줄고 병은 조금씩 치유되어 갈 것이다.

◆ 감사한다. 감사하면, 병은 낫는다!

◆ 타인에게 감사한 일을 매일 3개씩 쓴다.

◆ 하루 3번 '감사합니다'라고 말한다.

◆ 회복 체험을 타인에게 이야기해 본다.

◆ 가족을 소중히 여긴다.

◆ 사회적인 관계, '유대'를 소중히 한다.

◆ 자원봉사, 타자공헌을 한다.

🌑 마치며

싸우지 않으면 병은 낫는다.

병, 의사, 가족과 싸우지 않는다.

스스로를 긍정하고 의사를 믿어 본다.

이 같은 사소한 것을 통해 '부인'이 '수용'으로 바뀌고 '감사'가 생겨난다.

모르는 사이에, 병은 나아간다.

이 책을 읽고 대부분의 사람들은 '그런 간단한 것들로 지금까지 낫지 않았던 병이 나을 리가 있겠는가!'라며 의문을 가질지도 모른다.

　하지만 본서에서 소개했던 행동을 실천하면 틀림없이 병의 증상이 개선되고 나아질 것이라고 30년 경력의 정신과 의사로서 단언할 수 있다.

끝까지 본서를 읽은 지금 다시 한번 20페이지의 표 〈병이 낫는 사람 VS 병이 낫지 않는 사람〉을 점검해주기를 바란다.

병이 낫지 않는 사람의 특징인 '병과 싸우거나 저항하고 있다', '험담이 많다', '부정적인 말이 많다', '타인 혹은 자신을 비난한다', '남에게 상담하지 않는다', '과거에 매달린다' 중 자신에게 들어맞는 것이 있지는 않은가?

만일 있다면 이것을 하나씩 개선해 주기를 바란다.

'병을 받아들인다', '험담을 줄이고 감사하다고 말한다', '타인을 용서한다', '자신을 인정한다'. 이것들을 하나씩 실천할수록 당신의 마음은 편안해지고 병은 회복될 것이다.

자신이나 타인을 비난하며 험담을 계속하는 한 병은 낫지 않는다.

스스로 스트레스의 원인을 만들어내고 있기 때문이다. 브레이크를 힘껏 밟고 있는데 차가 앞으로 나아갈 리는 없다.

타인을 믿고 감사하면 병은 낫는다.

영적인 내용을 다루는 책에 자주 쓰여 있는 말이지만, 그것은 어떠한 '영적인 힘'도, 혹은 '자기암시'도 아니다.

뇌 과학이나 심리학에서 실시한 수많은 연구가 신뢰나 감사로 병이 좋아진다는 사실을 입증하고 있다.

신뢰와 미소, 친절과 감사하는 마음에 의해 스트레스 호르몬(아드레날린, 코르티솔)의 분비가 억제되고 치유의 물질(옥시토신, 엔도르핀)이 분비된다. 또한 최근의 연구에서는 이 '치유 물질'이 '행복감' 그 자체라는 사실이 밝혀졌다.

신뢰와 미소, 친절과 감사하는 마음이 넘치는 생활을 하는 것은 '병에 걸리지 않고', '병을 고치는' 삶의 방식이며 행복하게 살기 위한 방법이기도 한 것이다.

코로나 사태가 한창인 와중에 이 원고를 쓰고 있다.

신형 코로나 바이러스 감염증의 종식을 위해서는 아직 상당한 시간이 필요할 것이다. 우리들은 늘 바이러스나 불안과 이웃하여 살아가야 한다.

본서에 쓰인 내용을 실천하면 불안, 공포, 분노, 슬픔 등의 부정적인 감정, 그리고 대부분의 스트레스를 없앨 수 있다.

또한 옥시토신이나 엔도르핀의 분비에 따라 면역력을 높일 수도 있다. 즉, 감염증도 예방되는 것이다.

미래가 보이지 않아 살아가기 힘든 시대인지도 모르겠지만, 그렇기에 더더욱 본서의 '감정 컨트롤술'을 실천하여 미소와 친절,

감사하는 마음으로 가득한 생활을 보내시기를 바란다.

　당신의 앞날에 본서가 도움이 될 수 있다면 정신과 의사로서
이 이상의 행복은 없을 것이다.

정신과의

가바사와 시온

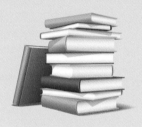

진성북스
도서목록

사람이 가진 무한한 잠재력을 키워가는 **진성북스**는
지혜로운 삶에 나침반이 되는 양서를 만듭니다.

앞서 가는 사람들의 두뇌 습관

스마트 싱킹

아트 마크먼 지음 | 박상진 옮김
352쪽 | 값 17,000원

숨어 있던 창의성의 비밀을 밝힌다!

인간의 마음이 어떻게 작동하는지 설명하고, 스마트해지는데 필요한 완벽한 종류의 연습을 하도록 도와준다. 고품질 지식의 습득과 문제 해결을 위해 생각의 원리를 제시하는 인지 심리학의 결정판이다! 고등학생이든, 과학자든, 미래의 비즈니스 리더든, 또는 회사의 CEO든 스마트 싱킹을 하고자 하는 누구에게나 이 책은 유용하리라 생각한다.

● 조선일보 등 주요 15개 언론사의 추천
● KBS TV, CBS방영 및 추천

세계 초일류 기업이 벤치마킹한
성공전략 5단계

승리의 경영전략

AG 래플리, 로저마틴 지음
김주권, 박광태, 박상진 옮김
352쪽 | 값 18,500원

전략경영의 살아있는 메뉴얼

가장 유명한 경영 사상가 두 사람이 전략이란 무엇을 위한 것이고, 어떻게 생각해야 하며, 왜 필요하고, 어떻게 실천해야 할지 구체적으로 설명한다. 이들은 100년 동안 세계 기업회생역사에서 가장 성공적이라고 평가받고 있을 뿐 아니라, 직접 성취한 P&G의 사례를 들어 전략의 핵심을 강조하고 있다.

● 경영대가 50인(Thinkers 50)이 선정한 2014 최고의 책
● 탁월한 경영자와 최고의 경영 사상가의 역작
● 월스트리스 저널 베스트 셀러

새로운 시대는 逆(역)으로 시작하라!

콘트래리언

이신영 지음
408쪽 | 값 17,000원

위기극복의 핵심은 역발상에서 나온다!

세계적 거장들의 삶과 경영을 구체적이고 내밀하게 들여다본 저자는 그들의 성공핵심은 많은 사람들이 옳다고 추구하는 흐름에 '거꾸로' 갔다는 데 있음을 발견했다. 모두가 실패를 두려워할 때 도전할 줄 알았고, 모두가 아니라고 말하는 아이디어를 성공적인 아이디어로 발전시켰으며 최근 15년간 3대 악재라 불린 위기 속에서 기회를 찾고 성공을 거두었다.

● 한국출한문화산업 진흥원 '이달의 책' 선정도서
● KBS 1 라디오 <오한진 이정민의 황금사과> 방송

나의 잠재력을 찾는 생각의 비밀코트

지혜의 심리학

김경일 지음
352쪽 | 값 16,500원

창의적으로 행복에 이르는 길!

인간의 타고난 심리적 특성을 이해하고, 생각을 현실에서 실행하도록 이끌어주는 동기에 대한 통찰을 통해 행복한 삶을 사는 지혜를 명쾌하게 설명한 책. 지혜의 심리학을 선택한 순간, 미래의 밝고 행복한 모습은 이미 우리 안에 다가와 가뿐히 자리잡고 있을 것이다. 수많은 자기계발서를 읽고도 성장의 목표를 이루지 못한 사람들의 필독서!

● OtvN <어쩌다 어른> 특강 출연
● KBS 1TV 아침마당<목요특강> "지혜의 심리학" 특강 출연
● YTN사이언스 <과학, 책을 만나다> "지혜의 심리학" 특강 출연
● 2014년 중국 수출 계약 | 포스코 CEO 추천 도서

"이 검사를 꼭 받아야 합니까?"

과잉진단

길버트 웰치 지음 | 홍영준 옮김
391쪽 | 값 17,000원

병원에 가기 전 꼭 알아야 할 의학 지식!

과잉진단이라는 말은 아무도 원하지 않는다. 이는 걱정과 과잉진료의 전조일 뿐 개인에게 아무 혜택도 없다. 하버드 출신의 의사인 저자는, 의사들의 진단욕심에 비롯한 과잉진단의 문제점과 과잉진단의 합리적인 이유를 함께 제시함으로써 질병예방의 올바른 패러다임을 전해준다.

● 한국출판문화산업 진흥원 『이달의 책』 선정도서
● 조선일보, 중앙일보, 동아일보 등 주요 언론사 추천

감동으로 가득한 스포츠 영웅의
휴먼 스토리

오픈

안드레 애거시 지음 | 김현정 옮김
614쪽 | 값 19,500원

시대의 이단아가 던지는 격정적 삶의 고백!

남자 선수로는 유일하게 골든 슬램을 달성한 안드레 애거시. 테니스 인생의 정상에 오르기까지와 파란만장한 삶의 여정이 서정적 언어로 독자의 마음을 자극한다. 최고의 스타 선수는 무엇으로, 어떻게, 그 자리에 오를 수 있었을까? 또 행복하지만은 않았던 그의 테니스 인생 성장기를 통해 우리는 무엇을 배 울 수 있을까. 안드레 애거시의 가치관과 생각을 읽을 수 있다.

● 아마존 경영 & 리더십 트레이닝 분야 1위
● 미국, 일본, 중국 베스트 셀러
● 경영 명저 100권을 녹여 놓은 책

백 마디 불통의 말, 한 마디 소통의 말

당신은 어떤 말을 하고 있나요?

김종영 지음
248쪽 | 값 13,500원

리더십의 핵심은 소통능력이다. 소통을 체계적으로 연구하는 학문이 바로 수사학이다. 이 책은 우선 사람을 움직이는 힘, 수사학을 집중 조명한다. 그리고 소통의 능력을 필요로 하는 우리 사회의 리더들에게 꼭 필요한 수사적 리더십의 원리를 제공한다. 더나아가서 수사학의 원리를 실제 생활에 어떻게 적용할 수 있는지 일러준다. 독자는 행복한 말하기와 아름다운 소통을 체험할 것이다.

● SK텔레콤 사보 <Inside M> 인터뷰
● MBC 라디오 <라디오 북 클럽> 출연
● 매일 경제, 이코노믹리뷰, 경향신문 소개
● 대통령 취임 2주년 기념식 특별연설

경쟁을 초월하여 영원한 승자로 가는 지름길

탁월한 전략이 미래를 창조한다

리치 호워드 지음 | 박상진 옮김
300쪽 | 값 17,000원

이 책은 혁신과 영감을 통해 자신들의 경험과 지식을 탁월한 전략으로 바꾸려는 리더들에게 실질적인 프레임워크를 제공해준다. 저자는 탁월한 전략을 위해서는 새로운 통찰을 결합하고 독자적인 경쟁 전략을 세우고 헌신을 이끌어내는 것이 중요하다고 강조한다. 나아가 연구 내용과 실제 사례, 사고 모델, 핵심 개념에 대한 명쾌한 설명을 통해 탁월한 전략가가 되는 데 필요한 핵심 스킬을 만드는 과정을 제시해준다.

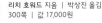

● 조선비즈, 매경이코노미 추천도서
● 저자 전략분야 뉴욕타임즈 베스트 셀러

진정한 부와 성공을 끌어당기는 단 하나의 마법

생각의 시크릿

밥 프록터, 그레그 레이드 지음 | 박상진 옮김
268쪽 | 값 13,800원

성공한 사람들은 그렇게 못한 사람들과 다른 생각을 갖고 있는 것인가? 지난 100년의 역사에서 수많은 사람을 성공으로 이끈 성공 철학의 정수를 밝힌다. <생각의 시크릿>은 지금까지 부자의 개념을 오늘에 맞게 되고 구체화시켰다. 지금도 변하지 않는 법칙을 따라만하면 누구든지 성공의 비밀에 다가갈 수 있다. 이 책은 각 분야에서 성공한 기업가들이 지난 100년간의 성공 철학을 어떻게 이해하고 따라했는지 살펴보면서, 그들의 성공 스토리를 생생하게 진달하고 있다.

● 2016년 자기계발분야 화제의 도서
● 매경이코노미, 이코노믹리뷰 소개

앞서 가는 사람들의 두뇌 습관

스마트 싱킹

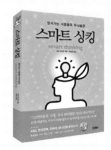

아트 마크먼 지음
박상진 옮김
352쪽 | 값 17,000원

보통 사람들은 지능이 높을수록 똑똑한 행동을 할 것이라 생각한다. 하지만 마크먼 교수는 연구를 통해 지능과 스마트한 행동의 상관관계가 그다지 크지 않음을 증명한다. 한 연구에서는 지능검사 결과, 높은 점수를 받은 아이들을 35년 동안 추적하여 결국 인생의 성공과 지능지수는 그다지 상관없다는 사실을 밝히기도 했다. 중요한 것은 스마트한 행동으로 이끄는 것은 바로 '생각의 습관'이라는 것이다. 스마트한 습관은 정보와 행동을 연결해 행동을 합리적으로 수행하도록 하는 일관된 변환(consistent mapping)으로 형성된다. 곧 스마트 싱킹은 실천을 통해 행동으로 익혀야 한다는 뜻이다. 스마트한 습관을 창조하여 고품질 지식을 습득하고, 그 지식을 활용하여 새로운 문제를 창의적으로 해결해야 스마트 싱킹이 가능한 것이다. 그러려면 끊임없이 '왜'라고 물어야 한다. '왜'라는 질문에서 우리가 얻을 수 있는 것은 사물의 원리를 설명하는 인과적 지식이기 때문이다. 스마트 싱킹에 필요한 고품질 지식은 바로 이 인과적 지식을 통해 습득할 수 있다. 이 책은 일반인이 고품질 지식을 얻어 스마트 싱킹을 할 수 있는 구체적인 방법을 담고 있다. 예를 들어 문제를 글로 설명하기, 자신에게 설명해 보기 등 문제해결 방법과 회사와 가정에서 스마트한 문화를 창조하기 위한 8가지 방법이 기술되어 있다.

● 조선일보 등 주요 15개 언론사의 추천
● KBS TV, CBS방영 및 추천

새로운 리더십을 위한 지혜의 심리학

이끌지 말고 따르게 하라

김경일 지음
328쪽 | 값 15,000원

이 책은 '훌륭한 리더', '존경받는 리더', '사랑받는 리더'가 되고
싶어하는 모든 사람들을 위한 책이다. 요즘 사회에서는 존경보
다 질책을 더 많이 받는 리더들의 모습을 쉽게 볼 수 있다. 저자
는 리더십의 원형이 되는 인지심리학을 바탕으로 바람직한 리
더의 모습을 하나씩 밝혀준다. 현재 리더의 위치에 있는 사람뿐
만 아니라, 앞으로 리더가 되기 위해 노력하고 있는 사람이라면
인지심리학의 새로운 접근에 공감하게 될 것이다. 존경받는 리
더로서 조직을 성공시키고, 나아가 자신의 삶에서도 승리하기를
원하는 사람들에게 필독을 권한다.

- OtvN <어쩌다 어른> 특강 출연
- 예스24 리더십 분야 베스트 셀러
- 국립중앙도서관 사서 추천 도서

비즈니스 성공의 불법법칙
경영의 멘탈모델을 배우다!

퍼스널 MBA

조쉬 카우프만 지음 | 이상호, 박상진 옮김
756쪽 | 값 23,500원

"MASTER THE ART OF BUSINESS"

비즈니스 스쿨에 발을 들여놓지 않고도 자신이 원하는 시간과 적
은 비용으로 비즈니스 지식을 획기적으로 높이는 방법을 가르쳐
주고 있다. 실제 비즈니스의 운영, 개인의 생산성 극대화, 그리고
성과를 높이는 스킬을 배울 수 있다. 이 책을 통해 경영학을 마스
터하고 상위 0.01%에 속하는 부자가 되는 길을 따라가 보자.

- 아마존 경영 & 리더십 트레이닝 분야 1위
- 미국, 일본, 중국 베스트 셀러
- 경영 명저 100권을 녹여 놓은 책

하버드 경영대학원 마이클 포터의 성공전략 지침서

당신의 경쟁전략은
무엇인가?

조안 마그레타 지음 | 김언수, 김주권, 박상진 옮김
368쪽 | 값 22,000원

이 책은 방대하고 주요한 마이클 포터의 이론과 생각을 한 권으로
정리했다. <하버드 비즈니스리뷰> 편집장 출신인 조안 마그레타
(Joan Magretta)는 마이클 포터와의 협력으로 포터교수의 아이디
어를 업데이트하고, 이론을 증명하기 위해 생생하고 명확한 사례
들을 알기 쉽게 설명한다. 전략경영과 경쟁전략의 핵심을 단기간
에 마스터하기 위한 사람들의 필독서이다.

- 전략의 대가, 마이클 포터 이론의 결정판
- 아마존 전략분야 베스트 셀러
- 일반인과 대학생을 위한 전략경영 필독서

성과기반의 채용과 구직을 위한 가이드

100% 성공하는
채용과 면접의 기술

루 아들러 지음 | 이병철 옮김
352쪽 | 값 16,000원

기업에서 좋은 인재란 어떤 사람인가? 많은 인사담당자는 스펙
만 보고 채용하다가는 낭패당하기 쉽다고 말한다. 최근 전문가
들은 성과기반채용 방식에서 그 해답을 찾는다. 이는 개인의 역
량을 기초로 직무에서 성과를 낼 수 있는 요인을 확인하고 검증
하는 면접이다. 이 책은 세계의 수많은 일류 기업에서 시도하고
있는 성과기반채용에 대한 개념, 프로세스, 그리고 실패방법을
다양한 사례로 설명하고 있다.

- 2016년 경제경영분야 화제의 도서

인생의 고수가 되기 위한 진짜 공부의 힘

김병완의 공부혁명

김병완 지음
236쪽 | 값 13,800원

공부는 20대에게 세상을 살아갈 수 있는 힘과 자신감 그리고 내
공을 길러준다. 그래서 20대 때 공부에 미쳐 본 경험이 있는 사
람과 그렇지 못한 사람은 알게 모르게 평생 큰 차이가 난다. 진
짜 청춘은 공부하는 청춘이다. 공부를 하지 않고 어떻게 100세
시대를 살아가고자 하는가? 공부는 인생의 예의이자 특권이다.
20대 공부는 자신의 내면을 발견할 수 있게 해주고, 그로 인해
진짜 인생을 살아갈 수 있게 해준다. 이 책에서 말하는 20대 청
춘이란 생물학적인 나이만을 의미하지 않는다. 60대라도 진짜
공부를 하고 있다면 여전히 20대 청춘이고 이들에게는 미래에
대한 확신과 풍요의 정신이 넘칠 것이다.

대담한 혁신상품은 어떻게 만들어지는가?

신제품 개발 바이블

로버트 쿠퍼 지음 | 류강석, 박상진, 신동영 옮김
648쪽 | 값 28,000원

오늘날 비즈니스 환경에서 진정한 혁신과 신제품개발은 중요한
도전과제이다. 하지만 대부분의 기업들에게 야심적인 혁신은 보
이지 않는다. 이 책의 저자는 제품혁신의 핵심성공 요인이자 세
계최고의 제품개발 프로세스인 스테이지-게이트(Stage-Gate)에
대해 강조한다. 아울러 올바른 프로젝트 선택 방법과 스테이지-
게이트 프로세스를 활용한 신제품개발 성공 방법에 대해서도 밝
히고 있다. 신제품은 기업번영의 핵심이다. 이러한 방법을 배우
고 기업의 실적과 시장 점유율을 높이는 대담한 혁신을 성취하
는 것은 담당자, 관리자, 경영자의 마지노선이다.

언제까지 질병으로 고통받을 것인가?

난치병 치유의 길

앤서니 윌리엄 지음 | 박용준 옮김
468쪽 | 값 22,000원

이 책은 현대의학으로는 치료가 불가능한 질병으로 고통 받는 수많은 사람들에게 새로운 치료법을 소개한다. 저자는 사람들이 무엇으로 고통 받고, 어떻게 그들의 건강을 관리할 수 있는지에 대한 영성의 목소리를 들었다. 현대 의학으로는 설명할 수 없는 질병이나 몸의 비정상적인 상태의 근본 원인을 밝혀주고 있다. 당신이 원인불명의 증상으로 고생하고 있다면 이 책은 필요한 해답을 제공해 줄 것이다.

● 아마존 건강분야 베스트 셀러 1위

기초가 탄탄한 글의 힘

실용 글쓰기 정석

황성근 지음 | 252쪽 | 값 13,500원

글쓰기는 인간의 기본 능력이자 자신의 능력을 발휘하는 핵심적인 도구이다. 글은 이론만으로 잘 쓸 수 없다. 좋은 글을 많이 읽고 체계적인 연습이 필요하다. 이 책에서는 기본 원리와 구성, 나아가 활용 수준까지 글쓰기의 모든 것을 다루고 있다. 이 책은 지금까지 자주 언급되고 무조건적으로 수용되던 기존 글쓰기의 이론들을 아예 무시했다. 실제 글쓰기를 할 때 반드시 필요하고 알아두어야 하는 내용들만 담았다. 책의 내용도 외울 필요가 없고 소설 읽듯하면 바로 이해되고 그 과정에서 원리를 터득할 수 있도록 심혈을 기울인 책이다. 글쓰기에 대한 깊은 고민에 빠진 채 그 방법을 찾지 못해 방황하고 있는 사람들에게 필독하길 권한다.

질병의 근본 원인을 밝히고 남다른 예방법을 제시한다

의사들의 120세
건강 비결은 따로 있다

마이클 그레거 지음 | 홍영준, 강태진 옮김
❶ 질병원인 치유편 | 564쪽 | 값 22,000원
❷ 질병예방 음식편 | 340쪽 | 값 15,000원

미국 최고의 영양 관련 웹사이트인 http://NutritionFacts.org를 운영 중인 세계적인 영양전문가이자 내과의사가 과학적인 증거로 치명적인 질병으로 사망하는 원인을 규명하고 병을 예방하고 치유하는 식습관에 대해 집대성한 책이다. 저자는 영양과 생활방식의 조정이 처방약, 항암제, 수술보다 더 효과적일 수 있다고 강조한다. 우수한 건강서로서 모든 가정의 구성원들이 함께 읽고 실천하면 좋은 '가정건강지킴이'로서 손색이 없다.

● 아마존 식품건강분야 1위　　● 출간 전 8개국 판권계약

세계 초일류 기업이 벤치마킹한
성공전략 5단계

승리의 경영전략

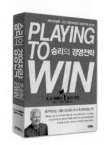

AG 래플리, 로저마틴 지음
김주권, 박광태, 박상진 옮김
352쪽 | 값 18,500원

이 책은 전략의 이론만을 장황하게 나열하지 않는다. 매일 치열한 생존경쟁이 벌어지고 있는 경영 현장에서 고객과 경쟁자를 분석하여 전략을 입안하고 실행을 주도하였던 저자들의 실제 경험과 전략 대가들의 이론이 책속에서 생생하게 살아 움직이고 있다. 혁신의 아이콘인 A.G 래플리는 P&G의 최고책임자로 다시 돌아왔다. 그는 이 책에서 P&G가 실행하고 승리했던 시장지배의 전략을 구체적으로 보여줄 것이다. 생활용품 전문기업인 P&G는 지난 176년간 끊임없이 혁신을 해왔다. 보통 혁신이라고 하면 전화기, TV, 컴퓨터 등 우리 생활에 커다란 변화를 가져오는 기술이나 발명품 등을 떠올리곤 하지만, 소소한 일상을 편리하게 만드는 것 역시 중요한 혁신 중에 하나라고 할 수 있다. 그리고 그러한 혁신은 체계적인 전략의 틀 안에서 지속적으로 이루어질 수 있다. 월 스트리트 저널, 워싱턴 포스트의 베스트셀러인 <Plating to Win: 승리의 경영전략>은 전략적 사고와 그 실천의 핵심을 담고 있다. 래플리는 10년간 CEO로서 전략 컨설턴트인 로저마틴과 함께 P&G를 매출 2배, 이익은 4배, 시장가치는 100조 이상으로 성장시켰다. 이 책은 크고 작은 모든 조직의 리더들에게 대담한 전략적 목표를 일상 속에서 실행하는 방법을 보여주고 있다. 그것은 바로 사업의 성공을 좌우하는 명확하고, 핵심적인 질문인 '어디에서 사업을 해야 하고', '어떻게 승리할 것인가'에 대한 해답을 찾는 것이다.

● 경영대가 50인(Thinkers 50)이 선정한 2014 최고의 책
● 탁월한 경영자와 최고의 경영 사상가의 역작
● 월스트리스 저널 베스트 셀러

회사를 살리는 영업 AtoZ

세일즈 마스터

이장석 지음 | 396쪽 | 값 17,500원

영업은 모든 비즈니스의 꽃이다. 오늘날 경영학의 눈부신 발전과 성과에도 불구하고, 영업관리는 여전히 비과학적인 분야로 남아 있다. 영업이 한 개인의 개인기나 합법과 불법을 넘나드는 묘기의 수준에 남겨두는 한, 기업의 지속적 발전은 한계에 부딪히기 마련이다. 이제 편법이 아닌 정석에 관심을 쏟을 때다. 본질을 망각한 채 결과에 올인하는 영업직원과 눈앞의 성과만으로 모든 것을 평가하려는 기형적인 조직문화는 사라져야 한다. 이 책은 영업의 획기적인 리엔지니어링을 위한 AtoZ를 제시한다. 디지털과 인공지능 시대에 더 인정받는 영업직원과 리더를 위한 필살기다.

나와 당신을 되돌아보는, 지혜의 심리학

어쩌면 우리가
거꾸로 해왔던 것들

김경일 지음 | 272쪽 | 값 15,000원

저자는 이 책에서 수십 년 동안 심리학을 공부해오면서 사람들로부터 가장 많은 공감을 받은 필자의 말과 글을 모아 엮었다. 수많은 독자와 청중들이 '아! 맞아. 내가 그랬었지'라며 지지했던 내용들이다. 다양한 사람들이 공감한 내용들의 방점은 이렇다. 안타깝게도 세상을 살아가는 우리 대부분은 '거꾸로'하고 있는지도 모른다. 이 책은 지금까지 일상에서 거꾸로 해온 것을 반대로, 즉 우리가 '거꾸로 해왔던 수많은 말과 행동들'을 조금이라도 제자리로 되돌아보려는 노력의 산물이다. 이런 지혜를 터득하고 심리학을 생활 속에서 실천하길 바란다.

유능한 리더는 직원의 회복력부터 관리한다

스트레스 받지 않는
사람은 무엇이 다른가

데릭 로저, 닉 페트리 지음
김주리 옮김 | 308쪽 | 값 15,000원

이 책은 흔한 스트레스 관리에 관한 책이 아니다. 휴식을 취하는 방법에 관한 책도 아니다. 인생의 급류에 휩쓸리지 않고 어려움을 헤쳐 나갈 수 있는 능력인 회복력을 강화하여 삶을 주체적으로 사는 법에 관한 명저다. 엄청난 무게의 힘든 상황에서도 감정적 반응을 재설계하도록 하고, 스트레스 외에는 아무런 도움이 되지 않는 자기 패배적 사고 방식을 깨는 방법을 제시한다. 깨어난 순간부터 자신의 태도를 재조정하는 데 도움이 되는 사례별 연구와 극복 기술을 소개한다.

기후의 역사와 인류의 생존

시그널

벤저민 리버만, 엘리자베스 고든 지음
은종환 옮김 | 440쪽 | 값 18,500원

이 책은 인류의 역사를 기후변화의 관점에서 풀어내고 있다. 인류의 발전과 기후의 상호작용을 흥미 있게 조명한다. 인류 문화의 탄생부터 현재에 이르기까지 역사의 중요한 지점을 기후의 망원경으로 관찰하고 해석한다. 당시의 기후조건이 필연적으로 만들어낸 여러 사회적인 변화를 파악한다. 결코 간단하지 않으면서도 흥미진진한, 그리고 현대인들이 심각하게 다뤄야 할 이 주제에 대해 탐구를 시작하고자 하는 독자에게 이 책이 좋은 길잡이가 되리라 기대해본다.

상위 7% 우등생 부부의 9가지 비결

사랑의 완성
결혼을 다시 생각하다

그레고리 팝캑 지음
민지현 옮김 | 396쪽 | 값 16,500원

결혼 상담 치료사인 저자는 특별한 부부들이 서로를 대하는 방식이 다른 모든 부부관계에도 도움이 된다고 알려준다. 그리고 성공적인 부부들의 삶과 그들의 행복비결을 밝힌다. 저자 자신의 결혼생활 이야기를 비롯해 상담치료 사례와 이에대한 분석, 자가진단용 설문, 훈련 과제 및 지침 등으로 구성되어 있다. 이 내용들은 오랜 결혼 관련 연구논문으로 지속적으로 뒷받침되고 있으며 효과가 입증된 것들이다. 이 책을 통해 독자들은 자신의 어떤 점이 결혼생활에 부정적으로 작용하며, 긍정적인 변화를 위해서는 어떤 노력을 해야 하는지 배울 수 있다.

언어를 넘어 문화와 예술을 관통하는 수사학의 힘

현대 수사학

요아힘 크나페 지음
김종영, 홍설영 옮김 | 480쪽 | 값 25,000원

이 책의 목표는 인문학, 문화, 예술, 미디어 등 여러 분야에 수사학을 접목시킬 현대 수사학이론을 개발하는 것이다. 수사학은 본래 언어적 형태의 소통을 연구하는 학문이라서 기초이론의 개발도 이 점에 주력하였다. 그 결과 언어적 소통의 관점에서 수사학의 역사를 개관하고 정치 수사학을 다루는 서적은 꽤 많지만 수사학 이론을 현대적인 관점에서 새롭고 포괄적으로 다룬 연구는 눈에 띄지 않는다. 이 책은 수사학이 단순히 언어적 행동에만 국한하지 않고, '소통이 있는 모든 곳에 수사학도 있다'는 가정에서 출발한다. 이를 토대로 크나페 교수는 현대 수사학 이론을 체계적으로 개발하고, 문학, 음악, 이미지, 영화 등 실용적인 영역에서 수사학적 분석이 어떻게 가능한지를 총체적으로 보여준다.

고혈압, 당뇨, 고지혈증, 골관절염...
큰 병을 차단하는 의사의 특별한 건강관리법

몸의 경고

박제선 지음 | 336쪽 | 값 16,000원

현대의학은 이제 수명 연장을 넘어, 삶의 질도 함께 고려하는 상황으로 바뀌고 있다. 삶의 '길이'는 현대의료시스템에서 잘 챙겨주지만, '삶의 질'까지 보장받기에는 아직 갈 길이 멀다. 삶의 질을 높이려면 개인이 스스로 해야 할 일이 있다. 진료현장의 의사가 개인의 세세한 건강을 모두 신경 쓰기에는 역부족이다. 이 책은 아파서 병원을 찾기 전에 스스로 '예방'할 수 있는 영양요법과 식이요법에 초점을 맞추었고, 병원에 가기 두렵거나 귀찮은 사람, 이미 질환을 앓고 있지만 심각성을 깨닫지 못하는 사람들에게 가정의학과 전문의가 질병 예방 길잡이를 제공하는 좋은 책이다.

감정은 인간을 어떻게 지배하는가

감정의 역사

롭 보디스 지음 | 민지현 옮김 | 356쪽 | 값 16,500원

이 책은 몸짓이나 손짓과 같은 제스처, 즉 정서적이고 경험에 의해 말하지 않는 것들을 설득력 있게 설명한다. 우리가 느끼는 시간과 공간의 순간에 마음과 몸이 존재하는 역동적인 산물이라고 주장하면서, 생물학적, 인류학적, 사회 문화적 요소를 통합하는 진보적인 접근방식을 사용하여 전 세계의 정서적 만남과 개인 경험의 변화를 설명한다. 감정의 역사를 연구하는 최고 학자 중 한 명으로, 독자들은 정서적 삶에 대한 그의 서사적 탐구에 매혹당하고, 감동받을 것이다.

UN 선정, 미래 경영의 17가지 과제

지속가능발전목표란 무엇인가?

딜로이트 컨설팅 엮음 | 배정희, 최동건 옮김 | 360쪽 | 값 17,500원

지속가능발전목표(SDGs)는 세계 193개국으로 구성된 UN에서 2030년까지 달성해야 할 사회과제 해결을 목표로 설정됐으며, 2015년 채택 후 순식간에 전 세계로 퍼졌다. SDGs의 큰 특징 중 하나는 공공, 사회, 개인(기업)의 세 부문에 걸쳐 널리 파급되고 있다는 점이다. 그러나 SDGs가 세계를 향해 던지는 근본적인 질문에 대해서는 사실 충분한 이해와 침투가 이뤄지지 않고 있다. SDGs는 단순한 외부 규범이 아니다. 단순한 자본시장의 요구도 아니다. 단지 신규사업이나 혁신의 한 종류도 아니다. SDGs는 과거 수십 년에 걸쳐 글로벌 자본주의 속에서 면면히 구축되어온 현대 기업경영 모델의 근간을 뒤흔드는 변화(진화)에 대한 요구다. 이러한 경영 모델의 진화가 바로 이 책의 주요 테마다.

"비즈니스의 성공을 위해
꼭 알아야하는 경영의 핵심지식"

퍼스널 MBA

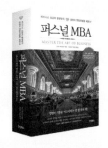

조쉬 카우프만 지음
이상호, 박상진 옮김
756쪽 | 값 25,000원

지속가능한 성공적인 사업은 경영의 어느 한 부분의 탁월성만으로는 불충분하다. 이는 가치창조, 마케팅, 영업, 유통, 재무회계, 인간의 이해, 인적자원 관리, 전략을 포함한 경영관리 시스템 등 모든 부분의 지식과 경험 그리고 통찰력이 갖추어 질 때 가능한 일이다. 그렇다고 그 방대한 경영학을 모두 섭렵할 필요는 없다고 이 책의 저자는 강조한다. 단지 각각의 경영원리를 구성하고 있는 멘탈 모델(Mental Model)을 제대로 익힘으로써 가능하다.

세계 최고의 부자인 빌게이츠, 워런버핏과 그의 동업자 찰리 멍거(Charles T. Munger)를 비롯한 많은 기업가들이 이 멘탈모델을 통해서 비즈니스를 시작하고, 또 큰 성공을 거두었다. 이 책에서 제시하는 경영의 핵심개념 248가지를 통해 독자들은 경영의 멘탈모델을 습득하게 된다.

필자는 지난 5년간 수천 권이 넘는 경영 서적을 읽었다. 수백 명의 경영 전문가를 인터뷰하고, 포춘지 선정 세계 500대 기업에서 일을 했으며, 사업도 시작했다. 그 과정에서 배우고 경험한 지식들을 모으고, 정제하고, 잘 다듬어서 몇 가지 개념으로 정리하게 되었다. 이들 경영의 기본 원리를 이해한다면, 현명한 의사결정을 내리는 데 유익하고 신뢰할 수 있는 도구를 얻게 된다. 이러한 개념들의 학습에 시간과 노력을 투자해 마침내 그 지식을 활용할 수 있게 된다면, 독자는 어렵지 않게 전 세계 인구의 상위 1% 안에 드는 탁월한 사람이 된다. 이 책의 주요내용은 다음과 같다.

● 실제로 사업을 운영하는 방법
● 효과적으로 창업하는 방법
● 기존에 하고 있던 사업을 더 잘 되게 하는 방법
● 경영 기술을 활용해 개인적 목표를 달성하는 방법
● 조직을 체계적으로 관리하여 성과를 내는 방법

노자, 궁극의 리더십을 말하다

2020 대한민국을 통합 시킬 주역은 누구인가?

안성재 지음 | 524쪽 | 값 19,500원

노자는 "나라를 다스리는 것은 간단하고도 온전한 원칙이어야 지, 자꾸 복잡하게 그 원칙들을 세분해서 강화하면 안된다!"라고 일갈한다. 법과 제도를 세분해서 강화하지 않고 원칙만으로 다스리는 것이 바로 대동사회다. 원칙을 수많은 항목으로 세분 해서 통제한 것은 소강사회의 모태가 되므로 경계하지 않으면 안된다. 이 책은 [도덕경]의 오해와 진실 그 모든 것을 이야기 한다. 동서고금을 아우르는 지혜가 살아넘친다. [도덕경] 한 권 이면 국가를 경영하는 정치지도자에서 기업을 경영하는 관리 자까지 리더십의 본질을 꿰뚫을 수 있을 것이다.

나의 경력을 빛나게 하는 인지심리학

커리어 하이어

아트 마크먼 지음 | 박상진 옮김 | 340쪽 | 값 17,000원

이 책은 세계 최초로 인지과학 연구 결과를 곳곳에 배치해 '취 업-업무 성과-이직'으로 이어지는 경력 경로 전 과정을 새로 운 시각에서 조명한다. 또한, 저자인 아트 마크먼 교수가 미 국 텍사스 주립대의 '조직의 인재 육성(HDO)'이라는 석사학 위 프로그램을 직접 개설하고 책임자까지 맡으면서 '경력 관 리'에 대한 이론과 실무를 직접 익혔다. 따라서 탄탄한 이론 과 직장에서 바로 적용할 수 있는 실용성까지 갖추고 있다. 특히 2부에서 소개하는 성공적인 직장생활의 4가지 방법들 은 이 책의 백미라고 볼 수 있다.

한국기업, 글로벌 최강 만들기 프로젝트 1

넥스트 이노베이션

김언수, 김봉선, 조준호 지음 | 396쪽 | 값 18,000원

넥스트 이노베이션은 혁신의 본질, 혁신의 유형, 각종 혁신의 사 례들, 다양한 혁신을 일으키기 위한 약간의 방법론들, 혁신을 위 한 조직 환경과 디자인, 혁신과 관련해 개인이 할 수 있는 것들, 향후의 혁신 방향 및 그와 관련된 정부의 정책의 역할까지 폭넓 게 논의한다. 이 책을 통해 조직 내에서 혁신에 관한 공통의 언어 를 생성하고, 새로운 혁신 프로젝트에 맞는 구체적인 도구와 프로 세스를 활용하는 방법을 개발하기 바란다. 나아가 여러 혁신 성공 및 실패 사례를 통해 다양하고 창의적인 혁신 아이디어를 얻고 실행에 옮긴다면 분명 좋은 성과를 얻을 수 있으리라 믿는다.

하버드 경영 대학원 마이클 포터의 성공전략 지침서

당신의 경쟁전략은 무엇인가?

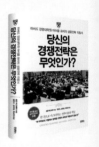

조안 마그레타 지음
김언수, 김주권, 박상진 옮김
368쪽 | 값 22,000원

마이클 포터(Michael E. Porter)는 전략경영 분야의 세계 최고 권위자다. 개별 기업, 산업구조, 국가를 아우르는 연 구를 전개해 지금까지 17권의 저서와 125편 이상의 논문 을 발표했다. 저서 중 『경쟁전략(Competitive Strategy)』 (1980), 『경쟁우위(Competitive Advantage)』(1985), 『국 가경쟁우위(The Competitive Advantage of Nations)』 (1990) 3부작은 '경영전략의 바이블이자 마스터피스'로 공인받고 있다. 경쟁우위, 산업구조 분석, 5가지 경쟁요인, 본원적 전략, 차별화, 전략적 포지셔닝, 가치사슬, 국가경 쟁력 등의 화두는 전략 분야를 넘어 경영학 전반에 새로운 지평을 열었고, 사실상 세계 모든 경영 대학원에서 핵심적 인 교과목으로 다루고 있다. 이 책은 방대하고 주요한 마 이클 포터의 이론과 생각을 한 권으로 정리했다. <하버드 비즈니스리뷰> 편집장 출신인 저자는 폭넓은 경험을 바탕 으로 포터 교수의 강력한 통찰력을 경영일선에 효과적으 로 적용할 수 있도록 설명한다. 즉, "경쟁은 최고가 아닌 유 일무이한 존재가 되고자 하는 것이고, 경쟁자들 간의 싸움 이 아니라, 자사의 장기적 투하자본이익률(ROIC)을 높이 는 것이다." 등 일반인들이 잘못 이해하고 있는 포터의 이 론들을 명백히 한다. 전략경영과 경쟁전략의 핵심을 단기 간에 마스터하여 전략의 전문가로 발돋움 하고자 하는 대 학생은 물론 전략에 관심이 있는 MBA과정의 학생들을 위 한 필독서다. 나아가 미래의 사업을 주도하여 지속적 성 공을 꿈꾸는 기업의 관리자에게는 승리에 대한 영감을 제 공해 줄 것이다.

● 전략의 대가, 마이클 포터 이론의 결정판
● 아마존전략 분야 베스트 셀러
● 일반인과 대학생을 위한 전략경영 필독서

포스트 코로나 시대의 행복

적정한 삶

김경일 지음 | 360쪽 | 값 16,500원

우리의 삶은 앞으로 어떤 방향으로 나아가게 될까? 인지심리학자인 저자는 이번 팬데믹 사태를 접하면서 수없이 받아온 질문에 대한 답을 이번 저서를 통해 말하고 있다. 앞으로 인류는 '극대화된 삶'에서 '적정한 삶'으로 갈 것이라고. 낙관적인 예측이 아닌 엄숙한 선언이다. 행복의 척도가 바뀔 것이며 개인의 개성이 존중되는 시대가 온다. 타인이 이야기하는 'want'가 아니라 내가 진짜 좋아하는 'like'를 발견하며 만족감이 스마트해지는 사회가 다가온다. 인간의 수명은 길어졌고 적정한 만족감을 느끼지 못하는 인간은 결국 길 잃은 삶을 살게 될 것이라고 말이다.

생명과 건강에 대한 특별한 이야기

호흡

에드거 윌리엄스 지음 | 황선영 옮김 | 396쪽
값 22,000원

『호흡』은 영적인 힘을 숭배한 고대 시대부터 미아즈마와 같이 미심 쩍은 이론과 기괴한 장치, 뿌연 매연으로 가득한 중세와 근대를 넘어, 첨단을 달리는 각종 호흡보조장치와 현대사회를 덮친 무시무시한 전염병과 불가분의 관계를 설명한다. 나아가 오늘날 심신의 활력을 불어넣는 독특한 호흡법까지, 인간의 '숨'과 관련된 거의 모든 것을 다루었다.

정신과 의사가 알려주는 감정 컨트롤술

마음을 치유하는
7가지 비결

가바사와 시온 지음 | 송소정 옮김 | 268쪽
값 15,000원

일본의 저명한 정신과 의사이자 베스트셀러 작가, 유튜브 채널 구독자 35만 명을 거느린 유명 유튜버이기도 한 가바사와 시온이 소개하는, 환자와 가족, 간병인을 위한 '병을 낫게 하는 감정 처방전'이다. 이 책에서 저자는 정신의학, 심리학, 뇌과학 등 여러 의학 분야를 망라하여 긍정적인 감정에는 치유의 힘이 있음을 설득력 있게 제시한다.

"질병의 근본 원인을 밝히고
남다른 예방법을 제시한다"

의사들의 120세
건강비결은 따로 있다

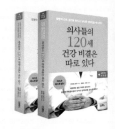

마이클 그레거 지음
홍영준, 강태진 옮김
❶ 질병원인 치유편 값 22,000원 | 564쪽
❷ 질병예방 음식편 값 15,000원 | 340쪽

우리가 미처 몰랐던 질병의 원인과 해법
질병의 근본 원인을 밝히고 남다른 예방법을 제시한다

건강을 잃으면 모든 것을 잃는다. 의료 과학의 발달로 조만간 120세 시대도 멀지 않았다. 하지만 우리의 미래는 '얼마나 오래 살 것인가?'보다는 '얼마나 건강하게 오래 살 것인가?'를 고민해야하는 시점이다. 이 책은 질병과 관련된 주요 사망 원인에 대한 과학적 인과관계를 밝히고, 생명에 치명적인 병을 예방하고 건강을 회복시킬 수 있는 방법을 명쾌하게 제시한다. 수천 편의 연구결과에서 얻은 적절한 영양학적 식이요법을 통하여 건강을 획기적으로 증진시킬 수 있는 과학적 증거를 밝히고 있다. 15가지 주요 조기 사망 원인들(심장병, 암, 당뇨병, 고혈압, 뇌질환 등)은 매년 미국에서만 1백 6십만 명의 생명을 앗아간다. 이는 우리나라에서도 주요 사망원인이다. 이러한 비극의 상황에 동참할 필요는 없다. 강력한 과학적 증거가 뒷받침된 그레거 박사의 조언으로 치명적 질병의 원인을 정확히 파악하라. 그리고 장기간 효과적인 음식으로 위험인자를 적절히 예방하라. 그러면 비록 유전적인 단명요인이 있다 해도 이를 극복하고 장기간 건강한 삶을 영위할 수 있다. 이제 인간의 생명은 운명이 아니라, 우리의 선택에 달려있다. 기존의 건강서와는 차원이 다른 이 책을 통해서 '더 건강하게, 더 오래 사는' 무병장수의 시대를 활짝 열고, 행복한 미래의 길로 나아갈 수 있을 것이다.

● 아마존 의료건강분야 1위
● 출간 전 8개국 판권계약

사단법인 건강인문학포럼

1. 취지

세상이 빠르게 변화하고 있습니다. 눈부신 기술의 진보 특히, 인공지능, 빅데이터, 메타버스 그리고 유전의학과 정밀의료의 발전은 인류를 지금까지 없었던 새로운 세상으로 안내하고 있습니다. 앞으로 산업과 직업, 하는 일과 건강관리의 변혁은 피할 수 없는 상황으로 다가오고 있습니다.

이러한 변화에 따라 〈사단법인〉 건강인문학포럼은 '건강은 건강할 때 지키자'라는 취지에서 신체적 건강, 정신적 건강, 사회적 건강이 조화를 이루는 "건강한 삶"을 찾는데 의의를 두고 있습니다. 100세 시대를 넘어서서 인간의 한계수명이 120세로 늘어난 지금, 급격한 고령인구의 증가는 저출산과 연관되어 국가 의료재정에 큰 부담이 되리라 예측됩니다. 따라서 개인 각자가 자신의 건강을 지키는 것 자체가 사회와 국가에 커다란 기여를 하는 시대가 다가오고 있습니다.

누구나 겪게 마련인 '제 2의 삶'을 주체적으로 살며, 건강한 삶의 지혜를 함께 모색하기 위해 사단법인 건강인문학포럼은 2018년 1월 정식으로 출범했습니다. 우리의 목표는 분명합니다. 스스로 자신의 건강을 지키면서 능동적인 사회활동의 기간을 충분히 연장하여 행복한 삶을 실현하는 것입니다. 전문가로부터 최신의학의 과학적 내용을 배우고, 5년 동안 불멸의 동서양 고전 100권을 함께 읽으며 '건강한 마음'을 위한 인문학적 소양을 넓혀 삶의 의미를 찾아볼 것입니다. 의학과 인문학 그리고 경영학의 조화를 통해 건강한 인간으로 사회에 선한 영향력을 발휘하고, 각자가 주체적인 삶을 살기 위한 지혜를 모색해 가고자 합니다.

건강과 인문학을 위한 실천의 장에 여러분을 초대합니다.

2. 비전, 목적, 방법

| 비 전

장수시대에 "건강한 삶"을 위해 신체적, 정신적, 사회적 건강을 돌보고, 함께 잘 사는 행복한 사회를 만드는 데 필요한 덕목을 솔선수범하면서 존재의 의미를 찾는다.

| 목 적

우리는 5년간 100권의 불멸의 고전을 읽고 자신의 삶을 반추하며, 중년 이후의 미래를 새롭게 설계해 보는 "자기인생론"을 각자 책으로 발간하여 유산으로 남긴다.

| 방 법

매월 2회 모임에서 인문학 책 읽기와 토론 그리고 특강에 참여한다. 아울러서 의학 전문가의 강의를 통해서 질병예방과 과학적인 건강 관리 지식을 얻고 실천해 간다.